肌肉失衡的功能性運動療法指南

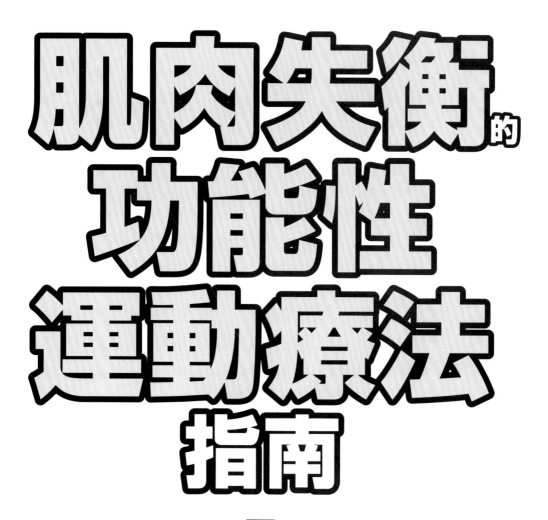

作者

物理治療師

荒木茂

楓 葉 社

本書特徵與使用方式

■關於圖中的箭號

本書圖中的箭號顏色各代表以下含意。

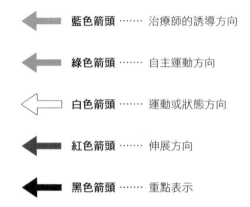

藍色箭頭 ⋯⋯ 治療師的誘導方向

綠色箭頭 ⋯⋯ 自主運動方向

白色箭頭 ⋯⋯ 運動或狀態方向

紅色箭頭 ⋯⋯ 伸展方向

黑色箭頭 ⋯⋯ 重點表示

■關於留白部位

　本書於本文兩側設有空白處，大家可以活用這個空白處做筆記，或者黏貼備忘錄，希望讀者依個人習慣善用這個區塊。

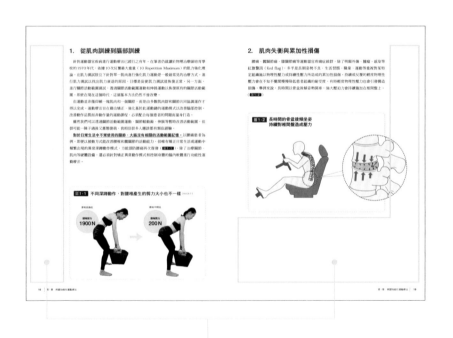

留白部位：請讀者依自己的使用習慣，在空白處筆記或黏貼備忘錄

Contents

序

　　自從2018年出版《肌肉失衡的物理治療法》（暫譯）一書以來，筆者有不少機會在各地擔任研習講座的講師。經由這些機會，筆者聽到不少來自年輕物理治療師的心聲，真心感到獲益匪淺，而且每一次都滿載而歸。據說近年來有不少物理治療師在大學附屬醫院、地區中心醫院、復健專科醫院等都少了一些為門診病患看診的機會。另一方面，服務於診所的物理治療師必須負責照顧門診患者，而針對不方便外出的患者則由專職居家照顧之照護保險設施的物理治療師負責。物理治療師的職責漸漸朝多元分工方向進展，依急性期、恢復期、維持期各階段的不同，負責的物理治療師也不一樣。但即便朝多元分工方向進展，物理治療師所做的事並不會因為所在設施不同而有所改變。現今社會裡仍舊有許多希望進行被動治療的患者與需求者，因此除了傳統按摩、關節活動範圍運動和伸展運動外，肌力測試肢位下的徒手阻力運動和日常生活活動能力訓練也都納入治療範疇。

　　然而有愈來愈多物理治療師對消除疼痛這個領域感到高度興趣，希望能習得一身局部徒手治療的好本領。甚至有人嚮往成為神之手而參加各式各樣的徒手技術課程，其中也不乏有人積極學習瑜珈、皮拉提斯等全身鍛鍊運動。學習新事物固然是好事，但物理治療師基於醫師的指示從事診療輔助工作，屬於醫療行為的一環。身為醫療人員絕對不能忘記自己的所作所為都是基於診察、診斷結果且以治療為目的的醫療行為。物理治療方法講求實證，而且是醫學界公認的標準治療方針，必須是在所有物理治療師的操作下都具有再現性的治療方法。

在物理治療師培育學校裡，學生為了通過國家考試，光唸書就已經忙得焦頭爛額，根本沒有多餘時間學習最新的運動療法，因此這些只能變成學士後教育。治療師可以經由眾多講習課程學習各種被動徒手治療，但關於運動療法，我個人認為關節活動範圍運動和肌力測試肢位下的徒手阻力運動並沒有什麼太大的進展。

除了個別學習，我認為必須將針對功能性障礙之改善運動系統的功能性運動療法引進臨床實務。筆者彙整之前所學的以動作控制為目的的運動療法時，心裡突然有了想要撰寫一本對大家有幫助且容易上手的運動課程手冊的念頭，而基於這樣的想法，完成了前作《肌肉失衡的物理治療法》（暫譯）。而為了補充前作之不足，也為了將重點擺在功能性運動療法上，於是這本書就誕生了。

這本書不探討徒手治療，只整理以運動療法為目的的運動課程，以及配合患者的功能障礙給予功能性運動療法指導。至於被動治療，則必須多加留意容易造成患者產生依賴性這一點。物理治療師身為運動療法的專家，必須教育患者主動操作運動治療，而打造一個能讓人更積極操作的環境也有助於患者的心情變開朗。透過在臨床實務上引進更多種類的運動療法，讓患者不再只是去物理治療室睡覺並接受被動治療，而是多加利用物理治療室進行全身性的活動。

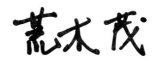

第1章

何謂功能性運動療法

1. 從肌肉訓練到腦部訓練

針對運動器官疾病進行運動療法已經行之有年。在筆者仍就讀於物理治療師培育學校的1970年代，依據10次反覆最大重量（10 Repetition Maximum）的肌力強化理論，在肌力測試肢位下針對單一肌肉進行強化肌力運動是一般最常見的治療方式。進行肌力測試以找出肌力衰退的原因，目標是促使肌力測試值恢復正常。另一方面，進行關節活動範圍測試，透過關節活動範圍運動和伸展運動以恢復原有的關節活動範圍。即使在現在這個時代，這個基本方法仍然不曾改變。

但運動並非僅仰賴一塊肌肉和一個關節，而是由多數肌肉群和關節共同協調運作才得以完成。運動療法旨在藉由矯正、強化基於此運動鏈的運動模式以改善腦部控制。改善動作品質而非動作量的運動課程，必須配合每個患者的問題而量身打造。

雖然我們可以透過關節活動範圍運動、關節鬆動術、伸展等暫時改善活動範圍，但很可能一陣子過後又舊態復萌，我相信很多人應該都有類似經驗。

對於日常生活中不常使用的關節，大腦沒有相關的活動範圍記憶。以腰痛患者為例，即便以被動方式能改善腰椎和髖關節的活動能力，但唯有矯正日常生活或運動中頻繁出現的異常深蹲動作模式，方能預防腰痛再次復發（ **圖1-1** ）。除了治療關節、肌肉等硬體設備，還必須針對矯正異常動作模式和控制身體的腦內軟體進行功能性運動療法。

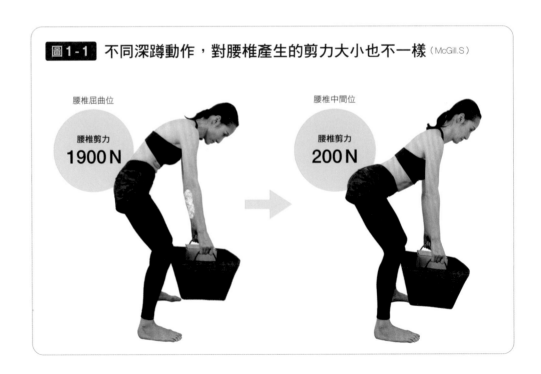

圖1-1 不同深蹲動作，對腰椎產生的剪力大小也不一樣（McGill.S）

腰椎屈曲位

腰椎剪力
1900 N

腰椎中間位

腰椎剪力
200 N

2. 肌肉失衡與累加性損傷

腰痛、髖關節痛、膝關節痛等運動器官疼痛症候群，除了明顯外傷、腫瘤、感染等紅旗警訊（Red flag），多半是長期姿勢不良、生活習慣、職業、運動等重複對某特定組織施以物理性壓力或持續性壓力所造成的累加性損傷。持續或反覆的輕度物理性壓力會在不知不覺間慢慢降低患者組織的耐受度，有時輕度物理性壓力也會引發構造損傷。舉例來說，長時間以骨盆後傾姿勢開車，強大壓迫力會持續施加在椎間盤上。（**圖1-2**）

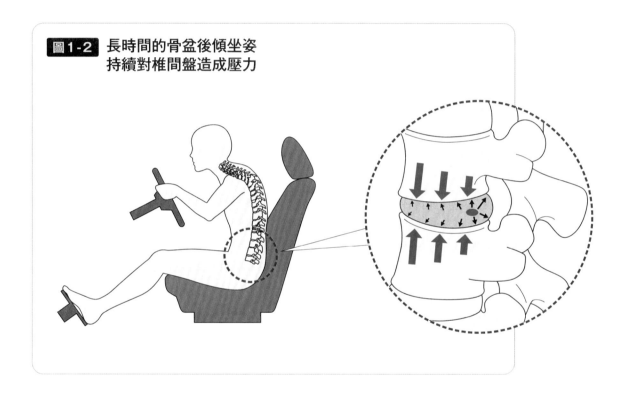

圖1-2 長時間的骨盆後傾坐姿
持續對椎間盤造成壓力

物理性壓力逐漸降低組織的耐受度。例如長時間以骨盆後傾姿勢開車後，突然站起身會發現明明沒有承受巨大負荷，卻莫名其妙發生腰痛等疼痛症狀（ 圖1-3 、 圖1-4 、 圖1-5 ）。

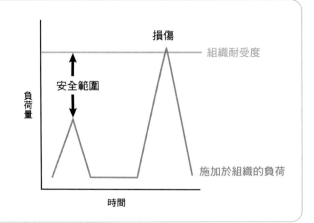

圖1-3

**外傷性損傷
（超過安全範圍的
過度負荷）**

超過安全範圍的負荷造成組織受損（McGill S.）

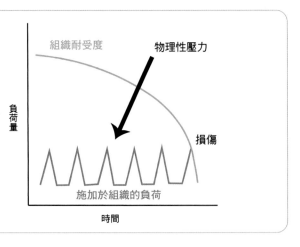

圖1-4

**累加性損傷
（一再重複的輕度負荷）**

輕度負荷反覆施加於組織上，造成組織耐受度降低，有時輕度負荷也會造成損傷（McGill S.）

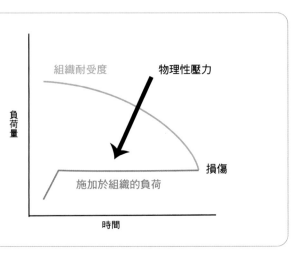

圖1-5

**累加性損傷
（持續性負荷）**

輕度且持續的負荷造成組織的耐受度逐漸降低，進而引起損傷（McGill S.）

每天在不知不覺中一再施加於組織的物理性壓力，其實是異常姿勢的身體骨骼排列和異常動作模式等因素造成，只要排除這些因素，並定期重置施加於組織上的物理性壓力，組織的耐受度自然會慢慢恢復。（圖1-6）

習慣成自然的異常姿勢身體骨骼排列、異常動作模式會造成特定肌肉使用過度，進而產生肌肉過度緊繃的傾向。另一方面，過度緊繃肌肉的拮抗肌也因為受到交互抑制而逐漸衰退。這樣的肌肉失調情況會再進一步造成身體骨骼排列異常，改變正常的動作模式，一旦陷入這樣的惡性循環中便容易引發累加性損傷。（圖1-7）

即便治療疼痛部位，暫時改善患者的不適症狀，但除非徹底解決異常姿勢身體骨骼排列或異常動作模式等問題，不然累加性損傷還是會再次找上門。

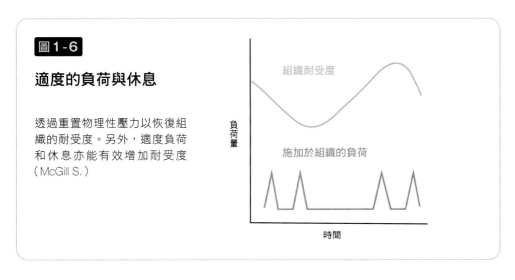

圖1-6

適度的負荷與休息

透過重置物理性壓力以恢復組織的耐受度。另外，適度負荷和休息亦能有效增加耐受度（McGill S.）

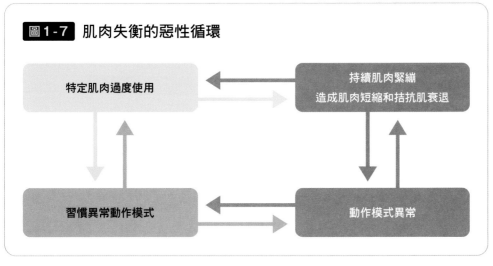

圖1-7 肌肉失衡的惡性循環

特定肌肉過度使用

持續肌肉緊繃造成肌肉短縮和拮抗肌衰退

習慣異常動作模式

動作模式異常

3. 肌肉失衡與關節失衡

　　布拉第米爾・揚達（Vladimir Janda）等人根據肌肉損傷和肌肉對物理性壓力的反應將肌肉區分成兩種：姿勢型肌肉群（postural muscle）和相位型肌肉群（phasic muscle）（表1-1、表1-2）。

　　姿勢型肌肉容易有過度緊繃和縮短的傾向，肌力比相位型肌肉強，主要為多關節肌。相對於此，相位型肌肉的肌力較弱，多半處於比正常還要放鬆的狀態，主要為單關節肌。姿勢型肌肉過度緊繃時，拮抗肌容易因為交互抑制的影響而跟著收縮，導致肌肉逐漸衰弱。一旦主動肌和拮抗肌之間出現肌肉失衡現象，就算透過伸展運動等方

表1-1 姿勢型肌肉群和相位型肌肉群（頸部・上胸部）

姿勢型肌肉群（postural muscle）	相位型肌肉群（phasic muscle）
斜方肌上段 提肩胛肌 胸大肌（上束纖維） 胸小肌 頸部豎脊肌	闊背肌 斜方肌中段・下段 菱形肌 頸部前方肌群

表1-2 姿勢型肌肉群和相位型肌肉群（腰部・骨盆帶）

姿勢型肌肉群（postural muscle）	相位型肌肉群（phasic muscle）
髂腰肌 闊筋膜張肌 膕旁肌群 髖關節內收肌群 小腿三頭肌 豎脊肌 梨狀肌	臀大肌 股四頭肌 臀中肌 足部背屈肌群 腹肌

翻譯引用自Robert I. Cantu. Alan J. Grodin:; MYOFASCIAL MANIPULATION; Theory an Clinical Application, 83 - 84, ANASPEN PUBLICATION. 1992.

法拉伸過度緊繃的肌肉，若不同時活躍衰弱的拮抗肌，過不了多久又會舊態復萌。

　　臨床上為了方便起見，通常會幫肌肉群命名且進行大致分類，底下以容易緊繃的肌肉和容易弱化的肌肉兩種類型區分。肌肉的緊繃與否由大腦控制，一方肌肉變緊繃時，另一方肌肉則相對鬆弛。（ **表1-3** ）

表1-3 肌肉分類與特徵

容易緊繃的肌肉	容易弱化的肌肉
姿勢型肌肉群 多關節肌 淺層肌肉群 廣泛肌群 活動肌肉群	相位型肌肉群 單關節肌 深層肌肉群 穩定肌肉群

大腦負責調節肌肉緊繃度

另一方面，關節由需要活動性的活動關節和需要穩定性的穩定關節交互相鄰連接，而活動關節和穩定關節之間也會相互影響（ 圖1-8 ）（ 表1-4 ）。以人類活動來說，柔軟關節比僵硬關節更容易促使肢體活動，單一關節的活動範圍一旦受到限制，其他關節便會產生代償動作。

過度緊繃的肌肉會限制關節的活動性，也會造成相鄰關節產生代償動作。需要活動性的關節一旦活動範圍受到限制，勢必會進一步破壞關節的穩定性。舉例來說，需要活動性的髖關節活動範圍受到限制時，相鄰的腰椎和膝關節穩定性便會受到破壞。某些關節之所以疼痛，可能是沒有疼痛症狀且又需要活動性的相鄰關節出問題而引起，因此必須基於關節與關節之間的相互作用，尋求解決方法。

表1-4 相鄰的關節與關節之間所需要的功能

關節	關節所需功能
上段頸椎	活動關節
下段頸椎	穩定關節
胸椎	活動關節
肩胛胸廓關節	穩定關節
肩關節	活動關節
腰椎・薦髂關節	穩定關節
髖關節	活動關節
膝關節	穩定關節
踝關節	活動關節
足部關節	穩定關節

相鄰關節假説（Joint-by-joint approach）Cook G.

圖 1-8　需要活動性的關節與需要穩定性的關節（Cook G.）

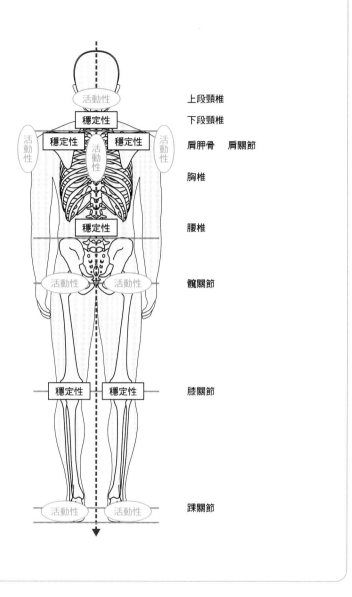

上段頸椎

下段頸椎

肩胛骨　肩關節

胸椎

腰椎

髖關節

膝關節

踝關節

第2章

肌肉失衡的評估

針對各個患者進行適合的運動療法時，事前評估占有一席重要地位。運動療法好比治療藥物，講求適應症，必須由物理治療師根據評估結果以判斷患者需要什麼類型的運動，需要進行到什麼程度。單憑肌力測試（MMT）或關節活動範圍測試（ROMT）、日常生活活動功能評估（ADLT）就擬定相關大腦治療計畫是不夠完善的。要治療像是軟體程式般的大腦，必須審慎評估患者於各種姿勢下的身體骨骼排列與動作模式品質。另外在臨床實務上還需要一套任何人進行基本評估都能得出相同結果的評估系統。唯有資深老手才做得到的評估方式固然珍貴，但評估系統更需要標準化且具有再現性。

基於肌肉失衡的評估方式，是指針對緊繃肌肉與弱化肌肉組合下所產生的姿勢身體骨骼排列、運動模式異常現象進行評估。換句話說，透過評估姿勢、動作模式和肌肉長度，幫助患者掌握個別問題。比起單純評估整體外觀，更容易釐清運動功能障礙導致肌肉失調的惡性循環之所以發生的原因。

這個章節收錄的評估表是基於 Kendal、Sahrmann Janda、Cook、Liebenson 等人的評估方法製作而成。透過確認方式進行評估，相信任何人都做得到。然而這終究只是簡單的初步篩檢，單純幫忙掌握問題所在，不算是非常完整的評估工作。除了進行疼痛部位的局部評估，也要觀察整個姿勢身體骨骼排列與動作模式，然後進行評估與判斷。比起動作總量，觀察動作品質才是重點所在。接下來，請依照以下的順序進行評估，並且擬定治療方針。

1.　問診

　　問診可以取得現在病史、過去病史、社會背景、職業、運動等患者相關資訊。不僅如此，問診也是非常重要的評估環節，詳細內容請參考下方圖表。

　　將疼痛部位與程度，記載於 `評估表2-1` 「Body Chart」中。

`評估表2-1` **病史收集（Body Chart）**

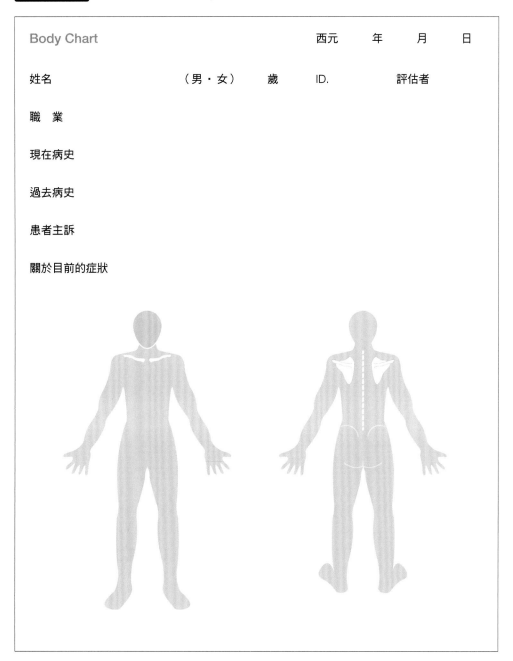

Body Chart　　　　　　　　西元　　年　　月　　日

姓名　　　　　　（男・女）　歲　　ID.　　　評估者

職　業

現在病史

過去病史

患者主訴

關於目前的症狀

2. 觀察姿勢

在靜止站立姿勢下，觀察頭部－胸廓－腹部－骨盆－下肢相對於垂直線的位置關係，以及脊柱彎曲、上下肢狀態。有頭部向前突出、脊柱彎曲弧度異常、凹背等異常姿勢和肩胛骨位置異常的人多半有肌肉失調問題。Kendal 依據脊柱彎曲角度將姿勢分成 5 類，如 **圖2-1** 所示。姿勢容易受到肌肉是否緊繃的影響，因此仔細觀察姿勢，多半能夠預測哪些肌肉過度緊繃，哪些肌肉衰退。於站立姿勢下進行姿勢評估，並依照 **評估表2-2** 「**姿勢評估表1**」的項目一一確認。

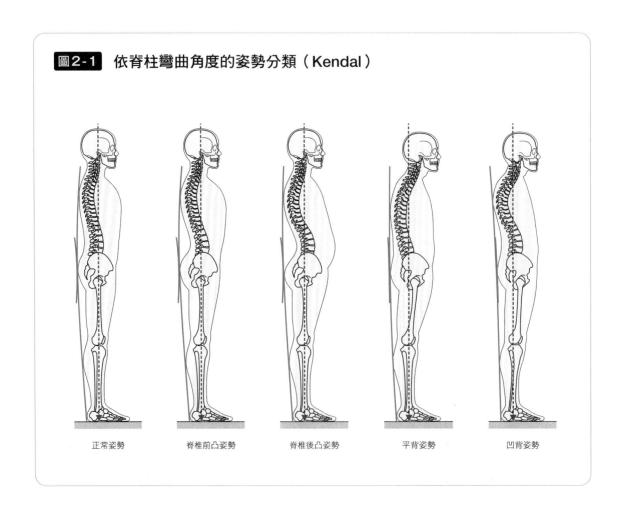

圖2-1 依脊柱彎曲角度的姿勢分類（Kendal）

| 正常姿勢 | 脊椎前凸姿勢 | 脊椎後凸姿勢 | 平背姿勢 | 凹背姿勢 |

評估表2-2 **姿勢評估表1**

姿勢評估表2（站姿身體排列） 　　　　　西元　　年　　月　　日

姓名　　　　　　　（男・女）　歲　ID.　　　評估者

部位	項目	備註
頭部・頸椎	正常：頭部位於正中位置，頸椎輕度前屈 伸展・前方・平坦	
肩膀	正常：兩肩連線通過第一節胸椎水平線的下方 上提姿勢・下壓姿勢・前移姿勢	
肩胛骨	正常：肩胛骨內緣平行於脊柱，距離脊柱約7.5公分 　　　　位於第二節胸椎至第七節胸椎之間，外展30度，前傾10度 下旋・下壓・上提・內收・外展・前傾 內轉（翼狀肩胛　內側緣・下角）	
肱骨	正常：相對於肩峰，肱骨頭前移小於1/3 　　　　手掌貼於身體側，正面皺摺朝向前方為中位 　　　　肱骨遠端與近端位於垂直線上 前移・上提・外展・內轉・外轉・屈曲・伸展	
胸椎	正常：稍微後凸 　　　　過度後凸・側彎・平坦・凹背	
胸骨下角	正常：75～90度 狹小・擴大	
腰椎	正常：前凸－20～－30度 過度前凸・平坦	
脊側肌肉	正常：腰椎棘突外側5公分範圍內，左右隆起部位的差異在1.25公分 　　　　以內 隆起（右・左）不對稱	
骨盆	正常：髂前上棘和髂後上棘的連結線與水平線夾角在正負15度內 前傾・後傾・橫向傾斜・旋轉	
髖關節	正常：±10度 髂嵴頂點和大轉子的連結線是股骨長軸 屈曲姿勢・伸展姿勢　※克雷格測試（Craig's Test）（右左）＞15度	
膝關節	正常：正中位置 過度伸展姿勢・屈曲姿勢・膝內翻・膝外翻	
踝關節・腳趾	正常：長軸足弓於正中位置 旋前足・僵硬・拇趾外翻・槌狀趾	

結果：

3. 動作模式測試（Janda測試）

　　過度緊繃的肌肉會抑制拮抗肌，這也是造成動作模式異常的原因之一。動作模式異常進一步對某特定組織施加壓力，一旦習慣成自然便容易誘發功能性障礙或疼痛。

　　相對於單關節肌負責穩定關節軸，多關節肌由於有更長的槓桿臂，能夠產生較大力量。雙方協調運作當然最為理想，但實際上多關節肌多半容易過度緊繃。當多關節肌與單關節肌之間產生不平衡狀態，動作模式會因此受到影響而改變。

圖2-2 肩外展動作模式測試

肘關節屈曲90度姿勢下，觀察肩關節外展90度動作

【目　的】 評估肩胛骨固定肌群的斜方肌和提肩胛肌，以及盂肱關節外展肌群的三角肌和旋轉肌袖之間的協調性。

【方　法】 患者採坐姿。肘關節屈曲90度，拇指朝上。單側上肢緩緩進行外展動作。對側也是同樣作法。

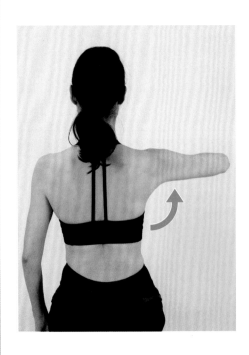

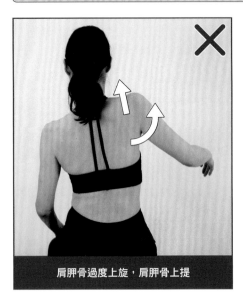

陽性結果

肩胛骨過度上旋，肩胛骨上提

● **肩胛骨過度上旋，肩胛骨上提**

（盂肱關節外展至60度時出現肩胛骨上提現象）

原因：斜方肌上束纖維、提肩胛肌過度活躍，斜方肌下束纖維弱化

接下來為大家介紹上半身動作模式測試（圖2-2～圖2-5）。進行這些測試時，經由仔細觀察動作模式有助於發現動作異常現象。而透過臨床實務上反覆評估，應該可以從中找出異常原因。

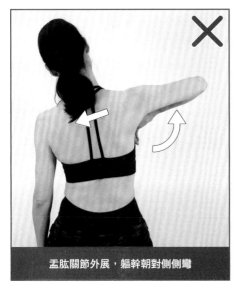

盂肱關節外展，軀幹朝對側側彎

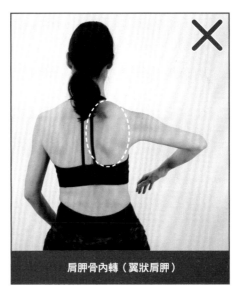

肩胛骨內轉（翼狀肩胛）

●**盂肱關節外展，軀幹朝對側側彎**

原因：旋轉肌袖、三角肌出現功能性障礙，軀幹側彎那一側的腰方肌過度緊繃

●**肩胛骨內轉**（翼狀肩胛）

原因：斜方肌下束纖維、前鋸肌弱化

圖2-3　頸部屈曲動作模式測試

觀察仰臥姿勢下緩緩抬起頭的動作

【目　的】 觀察頸部深屈肌群（頭長肌、頸長肌、胸鎖乳突肌、枕下肌群）的協調性。

【方　法】 採仰臥姿勢，指示患者緩緩抬起頭並將下顎靠近胸口。

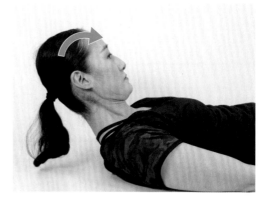

陽性結果

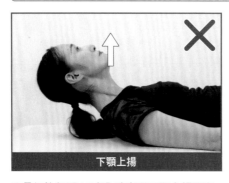

下顎上揚

● 最初抬起頭10度內時出現下顎上揚現象

原因：枕下肌群過度緊繃、胸鎖乳突肌過度緊繃

頸部深屈肌群弱化、腹肌弱化

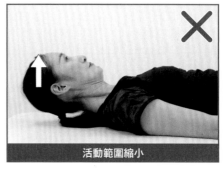

活動範圍縮小

● 活動範圍縮小

原因：枕下肌群過度緊繃、頸椎小面關節功能不全

頸部深屈肌群弱化

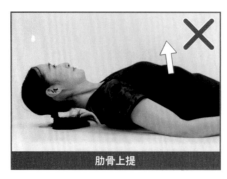

肋骨上提

● 肋骨上提

原因：胸鎖乳突肌、斜角肌過度緊繃、腹肌弱化

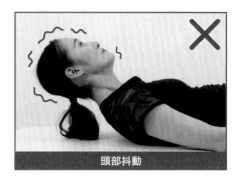

頭部抖動

● 頭部抖動

原因：頸部深屈肌群弱化、頸椎下段不穩定

圖2-4 伏地挺身動作模式測試
觀察伏地挺身的動作

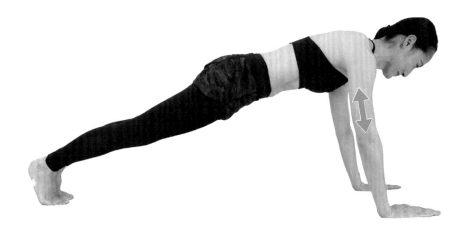

【目　　的】 評估肩胛骨的穩定性，同時也評估作為主動肌的前鋸肌、作為協同肌・固定肌的斜方肌上下束纖維與提肩胛肌、作為拮抗肌的菱形肌的功能。

【方　　法】 於膝關節伸展姿勢下進行伏地挺身。患者無法在這個姿勢下進行伏地挺身時，改為立膝姿勢也可以。

陽性結果

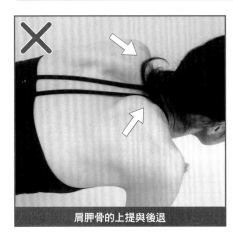

肩胛骨的上提與後退

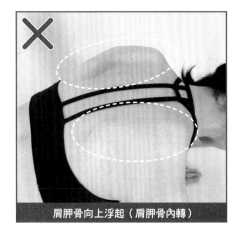

肩胛骨向上浮起（肩胛骨內轉）

●從手肘伸直的姿勢慢慢降低身體時肩胛骨上提且後退
　原因：斜方肌上束纖維、提肩胛肌、菱形肌過度活躍，前鋸肌弱化

●肩胛骨向上浮起（肩胛骨內轉）
　原因：前鋸肌、斜方肌下束纖維、腹肌弱化

圖2-5　呼吸模式評估

評估靜止時的呼吸模式

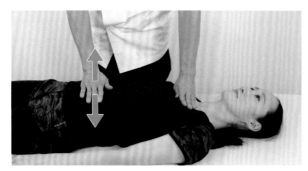

仰臥姿勢下的評估

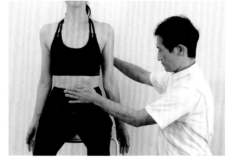

坐姿下的評估

【目　　的】　評估橫膈膜、斜角肌群、斜方肌上束纖維、肋間肌群、腹肌的功能。

【方　　法】　採仰臥姿勢與坐姿。

　　　　　　1.觀察腹部、肋骨、鎖骨、肩帶的動作。

　　　　　　2.單手置於患者腹部，另外一隻手置於胸口。

　　　　　　3.觀察胸部和腹部的相對動作。通常以腹部動作為主。

　　　　　　4.若有功能性障礙，觀察是否以胸部動作為主，或者是否有奇異式呼吸的情況。

　　　　　　5.注意呼吸中的腹部動作。

　　　　　　6.為了維持靜態姿勢，腹肌略微緊繃屬正常現象。

　　　　　　7.接著注意下段胸廓的動作，觀察是否向外側擴張。

　　　　　　8.然後是鎖骨及肩膀動作，觀察是否有單側或雙側過度上提現象。

陽性結果　無論是否有呼吸器官疾病，以下動作為陽性結果

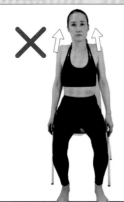

鎖骨朝上方移動

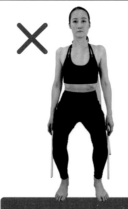

胸廓動作大於腹部動作

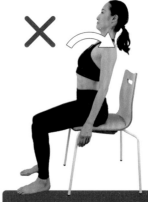

胸廓與骨盆未能保持平行

● 鎖骨朝上方移動，吸氣時肋骨沒有在水平面上擴張

原因：斜角肌群和斜方肌上束纖維過度活躍，橫膈膜受到牽制

● 吸氣時，胸廓動作比腹部動作大，胸部與腹部向內凹陷

原因：腹肌與斜角肌群過度活躍

● 未能在胸廓與骨盆位置保持平行的狀態下呼吸

原因：腹部的穩定性出問題

以下的 **評估表2-3** 「**動作模式評估表（上半身）**」是彙集先前介紹過的動作模式測試的整體評估表，希望有助於大家進行各項評估。另一方面，根據治療師的整體衡量，可以隨時修正與增減，以期打造更適合治療師使用的評估表。

評估表2-3 動作模式評估表（上半身）

動作模式評估表（上半身）　　　　　　　　　　西元　　　年　　　月　　　日
姓名　　　　　　　　　　　（男・女）　　歲　　ID.　　　　評估者

測試項目	結果
肩關節外展測試 坐姿	坐姿下彎曲手肘，肩關節外展90度 正常・肩胛骨上旋過度・肩胛骨上提・軀幹側彎・肩胛骨內轉（翼狀肩胛）
頭部屈曲測試 仰臥姿勢	仰臥姿勢下頸部彎曲（耐久力20秒 男性平均38.9秒，女性29.4秒） 正常・最初抬起頭10度內出現下顎突出現象・頭部抖動・活動範圍縮小
伏地挺身測試 高姿俯臥	下肢伸展姿勢・高跪姿伏地挺身 正常（外展姿勢最安定）・肩胛骨內轉（翼狀肩胛）・肩胛骨後退・肩胛骨上提・腰椎前凸
呼吸模式 坐姿或站姿	正常・腹部＞胸部・腹部＜胸部・鎖骨過度上提

結果：

接著為大家介紹下半身的動作模式測試（ **圖2-6** ～ **圖2-11** ）。進行下半身的動作模式測試時，同樣也是仔細觀察動作，找出各種異常現象。透過臨床實務上反覆評估，應該可以從中找出異常原因。

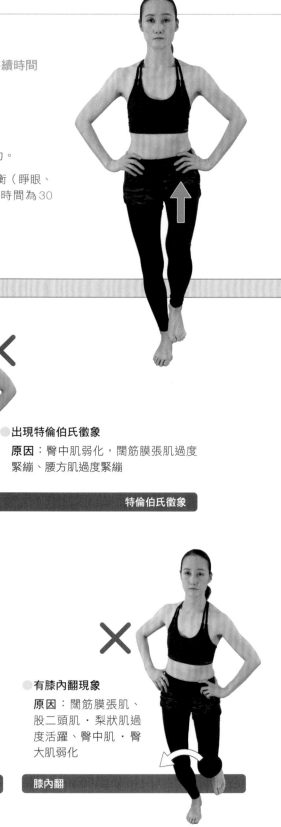

圖2-6 單腳站立動作模式測試

觀察單腳站立時的平衡感、持續時間

【目　的】透過測試觀察協調性與平衡能力。

【方　法】採站姿，提起單側腳並維持平衡（睜眼、閉眼狀態都進行測試）。平衡時間為30秒。

陽性結果

● **出現特倫伯氏徵象**

原因：臀中肌弱化，闊筋膜張肌過度緊繃、腰方肌過度緊繃

特倫伯氏徵象

● **單側肩膀下垂**

原因：肩膀下垂側的腰方肌過度緊繃、肩膀上提側的斜方肌上束纖維過度緊繃

單側肩膀下垂

● **有膝內翻現象**

原因：闊筋膜張肌、股二頭肌‧梨狀肌過度活躍、臀中肌‧臀大肌弱化

膝內翻

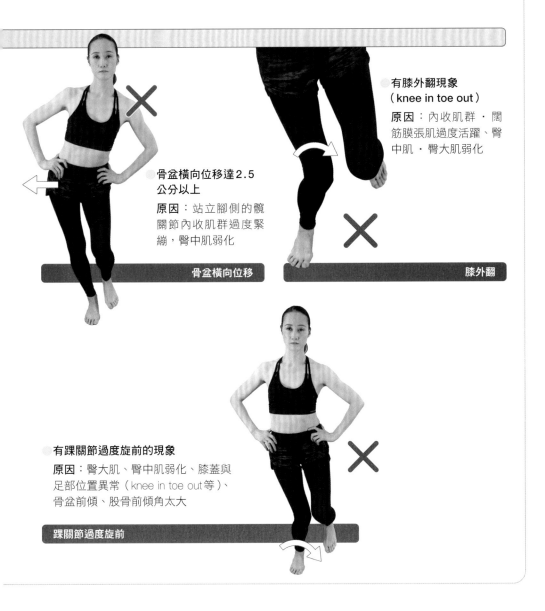

● 骨盆橫向位移達2.5
公分以上
原因：站立腳側的髖
關節內收肌群過度緊
繃，臀中肌弱化

骨盆橫向位移

● 有膝外翻現象
（knee in toe out）
原因：內收肌群‧闊
筋膜張肌過度活躍、臀
中肌‧臀大肌弱化

膝外翻

● 有踝關節過度旋前的現象
原因：臀大肌、臀中肌弱化、膝蓋與
足部位置異常（knee in toe out等）、
骨盆前傾、股骨前傾角太大

踝關節過度旋前

圖2-7　深蹲動作模式測試

觀察深蹲動作及耐久力

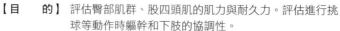

【目　的】　評估臀部肌群、股四頭肌的肌力與耐久力。評估進行挑球等動作時軀幹和下肢的協調性。

【方　法】　雙腳張開與肩同寬，雙手向前方水平舉起，下肢深蹲讓大腿根部平行於地面。指示患者上肢與大腿呈平行。評估耐久力時，讓患者執行這個動作50次。

陽性結果

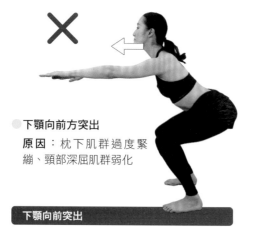

● **下顎向前方突出**

原因：枕下肌群過度緊繃、頸部深屈肌群弱化

下顎向前突出

● **腰椎過度前凸，骨盆過度前傾**

原因：豎脊肌過度緊繃、腹肌弱化、髂腰肌過度緊繃、臀大肌弱化

腰椎過度前凸，骨盆過度前傾

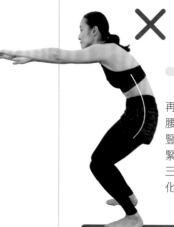

● **腰椎前凸不足、骨盆後傾**

腰椎相對比髖關節柔軟，再加上髖關節屈曲受限、髂腰肌弱化、腹肌過度緊繃、豎脊肌弱化、膕旁肌群過度緊繃、股四頭肌弱化、小腿三頭肌過度緊繃、脛前肌弱化

腰椎前凸不足、骨盆後傾

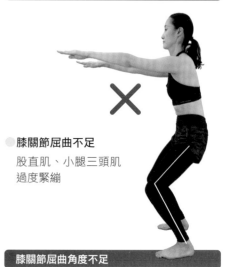

● **膝關節屈曲不足**

股直肌、小腿三頭肌過度緊繃

膝關節屈曲角度不足

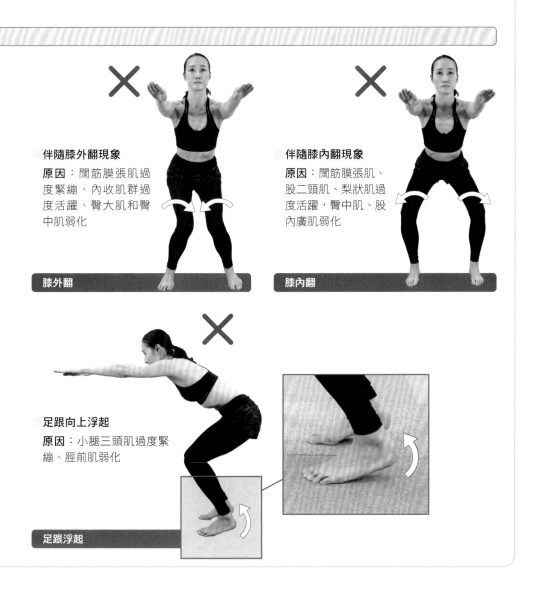

伴隨膝外翻現象
原因：闊筋膜張肌過
度緊繃、內收肌群過
度活躍、臀大肌和臀
中肌弱化

膝外翻

伴隨膝內翻現象
原因：闊筋膜張肌、
股二頭肌、梨狀肌過
度活躍，臀中肌、股
內廣肌弱化

膝內翻

足跟向上浮起
原因：小腿三頭肌過度緊
繃、脛前肌弱化

足跟浮起

圖2-8 髖關節伸展動作模式測試

觀察俯臥姿勢下的髖關節伸展運動模式。

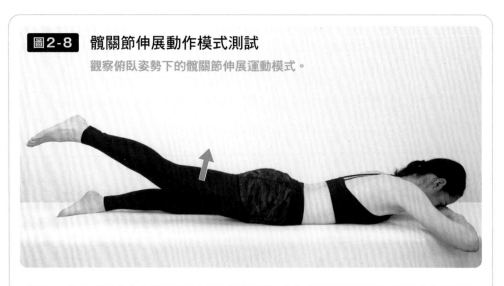

【目　的】評估作為主動肌的臀大肌和膕旁肌群，作為協同肌的豎脊肌，以及作為拮抗肌的髂腰肌和股直肌的功能。

【方　法】採俯臥姿勢。這個姿勢造成腰椎過度前凸時，可於腹部下方擺放枕頭。指示患者伸展並提起下肢，觀察患者的動作模式。動作模式正常的情況下，先是膕旁肌群和臀大肌運作，接著是對側的豎脊肌→同側的豎脊肌依序運作。

陽性結果

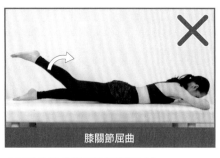

膝關節屈曲

● 下肢伸展並提起時膝關節屈曲

　原因：膕旁肌群過度緊繃、臀大肌弱化

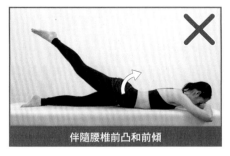

伴隨腰椎前凸和前傾

● 下肢向上提起時，比起髖關節動作，腰椎前凸和骨盆前傾的情況更顯著

　原因：豎脊肌、髂腰肌、股直肌過度緊繃，臀大肌和腹肌弱化

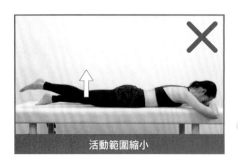

活動範圍縮小

● 髖關節伸展活動範圍縮小

　原因：髖關節屈肌群過度緊繃、臀大肌弱化

圖2-9 髖關節外展動作模式測試

觀察側臥姿勢下的髖關節外展運動模式。

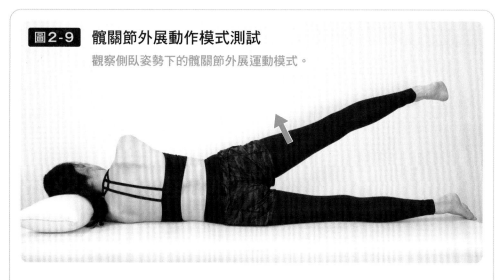

【目　　的】評估作為主動肌的臀中肌，作為協同肌的闊筋膜張肌、腰方肌、梨狀肌，以及作為拮抗肌的內收肌群的功能。

【方　　法】採頭部－胸廓－骨盆位於同一直線上的側臥姿勢。下側的下肢屈曲以穩定身體，使用枕頭等支撐脊柱位於正中位置。指示患者下肢伸直並外展，觀察患者的動作模式。

陽性結果

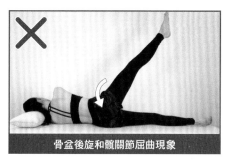

骨盆後旋和髖關節屈曲現象

● 產生骨盆後旋和髖關節屈曲現象
　原因：闊筋膜張肌過度緊繃、臀中肌弱化、腹肌弱化

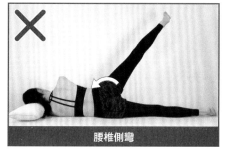

腰椎側彎

● 產生腰椎側彎現象
　原因：腰方肌過度緊繃

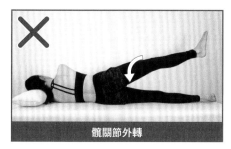

髖關節外轉

● 產生髖關節外轉現象
　原因：梨狀肌過度緊繃

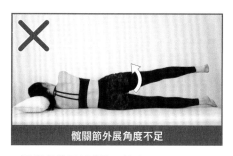

髖關節外展角度不足

● 髖關節外展活動範圍縮小
　原因：內收肌過度緊繃

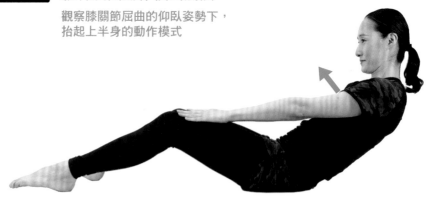

圖2-10 軀幹屈曲動作模式測試

觀察膝關節屈曲的仰臥姿勢下，
抬起上半身的動作模式

【目　　的】 評估作為主動肌的腹直肌，作為協同肌・穩定肌的髂腰肌，以及作為拮抗肌的豎脊肌的功能。

【方　　法】 於下肢屈曲的仰臥姿勢下執行動作。抬起上半身讓肩帶離開地面。

陽性結果

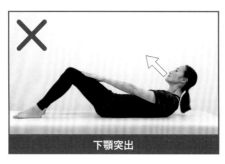

下顎突出

● 下顎突出
　原因：枕下肌群過度緊繃、頸部深屈肌群弱化

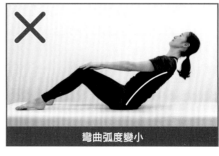

彎曲弧度變小

● 脊柱彎曲弧度變小
　原因：豎脊肌過度緊繃、腹肌弱化、髂腰肌過度緊繃、臀大肌弱化

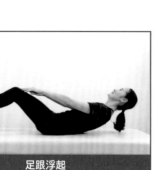

足跟浮起

● 足跟浮起離開地面
　原因：髂腰肌過度緊繃、臀大肌弱化

圖 2-11 軀幹耐久力測試

於俯臥姿勢下測量軀幹伸展肌群的耐久力

【目 的】 背肌耐久力差容易引起腰痛症狀。透過測試評估多裂肌、豎脊肌、臀肌肌群、
膕旁肌群等肌肉的靜態肌力。

【方 法】 採俯臥姿勢並讓上半身突出治療床外。
維持頭部、軀幹的水平伸展姿勢，並測量持續時間。
治療師固定患者下肢。
為了方便患者可以隨時終止測試，先於患者上半身的下方擺放一把椅子。

◯ 這是一項觀察背肌耐久力的測試，有疼痛症狀的患者請勿操作。
◯ 測量頭部、軀幹於穩定狀態下，維持水平伸展的時間長短。
◯ 觀察頸椎伸展或腰椎前凸現象是否加劇。
觀察左右側肌肉的收縮程度是否有差異，以及是否有抖動現象。
若發現異常現象，請立即停止測試。
◯ 沒有陽性結果的情況下，測試時間最長 4 分鐘。

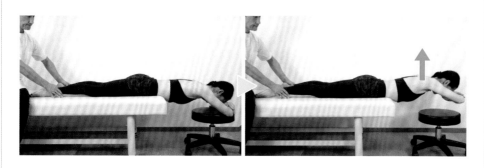

陽性結果

注：患者於測試過程中表示疼痛，或者發生頸椎伸展、腰椎前凸現象加劇等無法維持水平姿
勢的情況時，請立即停止測試。

以下的 **評估表2-4** 「**動作模式評估表（下半身）**」是彙集先前介紹過的動作模式測試的整體評估表，希望有助於大家進行各項評估。另一方面，根據治療師的整體衡量，可以隨時修正與增減，以期打造更適合治療師使用的評估表。

評估表2-4 動作模式評估表（下半身）

動作模式評估表（下半身）　　　　　　　　　　西元　　　年　　　月　　　日

姓名　　　　　　　　　　（男・女）　　歲　　ID.　　　　評估者

測試項目	結果
單腳站立動作模式測試	睜眼・閉眼測試，閉眼時間最長30秒就好（橫向位移未達2.5公分） 右：特倫伯氏徵象（－＋）反特倫伯氏徵象（－＋） 正常・軀幹搖晃・膝蓋（內翻・下翻）・踝關節搖晃（　　）秒可 左：特倫伯氏徵象（－＋）反特倫伯氏徵象（－＋） 正常・軀幹搖晃・膝蓋（內翻・下翻）・踝關節搖晃（　　）秒可
深蹲動作模式測試	上肢向前水平舉起，雙腳張開與肩同寬，大腿彎曲至平行於地面 腰椎：後凸・正中位置・過度前凸（骨盆後傾・過度前傾） 膝蓋：內翻・正中位置・外翻 足部：過度背屈・踮腳尖 耐久力：50次
髖關節伸展測試 俯臥姿勢	髖關節伸展10～20度（膕旁肌群→臀大肌→對側豎脊肌→同側豎脊肌） 正常・脊柱過度前凸・膝關節屈曲・活動範圍縮小
髖關節外展測試 側臥姿勢	髖關節屈曲，伸展0度姿勢下外展45度（臀中肌→闊筋膜張肌→腰方肌） 正常・脊柱側彎・髖關節屈曲・髖關節外轉・活動範圍縮小（＜40度）
軀幹屈曲測試 仰臥姿勢	膝關節屈曲50～60度姿勢下彎曲軀幹至肩胛骨離開地面 正常・足底離開地面・脊柱後凸不足・下顎突出
軀幹屈曲耐久力測試 仰臥姿勢	採仰臥姿勢，膝關節屈曲50～60度　　固定患者足部　50次　固定患者足部 彎曲身體至雙手摸到髖骨（　　　）次
背肌靜態肌力測試 俯臥姿勢	髂前上棘突出於床緣外的俯臥姿勢　雙臂交叉於胸前　　固定患者下肢並維持 脊柱伸展達4分鐘（　　　）分鐘時因出現疼痛、抖動現象而停止

結果：

以下為選擇性測試，用於觀察姿勢與關節活動範圍之間的關連性。視情況所需進行測試。

圖2-12 視情況進行測試 1　俯臥姿勢　前臂支撐

觀察頸椎・胸椎伸展時的活動性和肩胛骨的穩定性

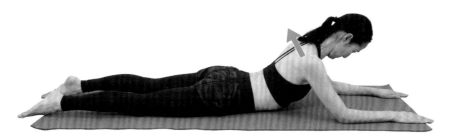

【目　　的】評估頸椎・胸椎伸展時的活動性與局部過度活動性。評估肩胛骨的穩定性。

【方　　法】俯臥姿勢下，將雙手置於肩峰鎖骨關節的延長線上，手肘置於耳朵 下方位置。

雙手前臂平均支撐身體重量，邊下壓肩胛骨邊將胸口自地面抬起來。維持腹部貼地的狀態，伸展上段胸椎並抬起頭。

陽性結果

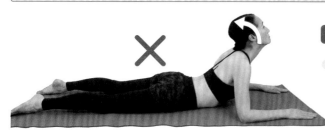

頸椎過度伸展

● 頸椎過度伸展

原因：胸椎伸展活動範圍受限，頸椎產生代償動作

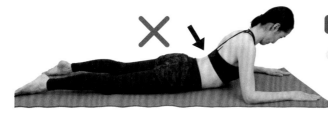

鉸鏈現象

● 出現折點（hinge）

原因：該部位過度活躍

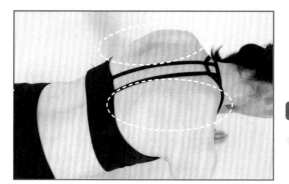

肩胛骨向上浮起

● 肩胛骨向上浮起

原因：前鋸肌、斜方肌下束纖維弱化、腹部不穩定

圖2-13 視情況進行測試 2 貼牆天使運動（Wall Angel）

矯正頭部－胸廓－骨盆的身體骨骼排列並詢問患者的感覺

【目　的】 評估矯正姿勢身體骨骼排列時的異樣感和活動範圍限制。

【方　法】 背部貼緊牆壁站立，足部稍微向前。
肩關節外展外轉，於前彎旋後姿勢下將手背貼於牆壁上。枕部、背部、臀部都緊貼牆壁。

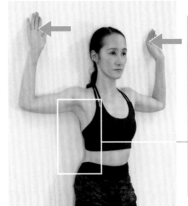
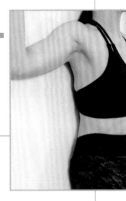

陽性結果

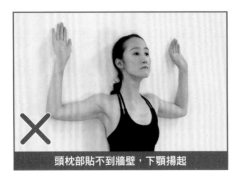

頭枕部貼不到牆壁，下顎揚起

● 頭枕部貼不到牆壁，下顎揚起
　　原因：頭部向前姿勢限制胸椎的活動範圍

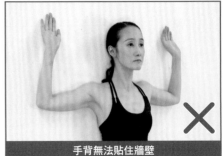

手背無法貼住牆壁

● 手背無法貼住牆壁
　　原因：胸椎伸展受限，肩胛骨內收受限，肩關節活動範圍受限

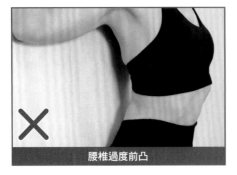

腰椎過度前凸

● 腰椎過度前凸
　　原因：胸椎伸展受限，豎脊肌過度緊繃，腹肌弱化

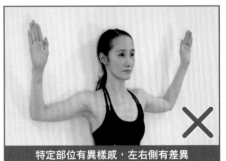

特定部位有異樣感，左右側有差異

● 特定部位有異樣感，左右側有差異
　　原因：與該部位相關的活動範圍受限，左右側活動範圍有差異

圖2-14 視情況進行測試 3　髖關節外轉・內轉（Shin Box）

常見於1歲左右嬰幼兒的坐姿，是變換成爬行姿勢或站姿的重要姿勢。另外也常見於左右側髖關節外轉・內轉組合式運動中。髖關節活動範圍一旦受限，軀幹位置也會跟著受到影響。

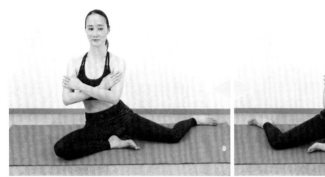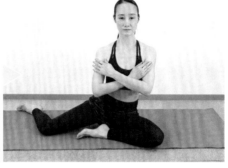

【目的】　評估髖關節旋轉活動範圍的左右側差異。

【方法】　如照片所示採側坐姿勢，進行左右側的比較。

> 陽性結果

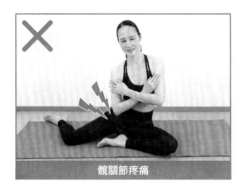

髖關節疼痛

出現髖關節疼痛現象

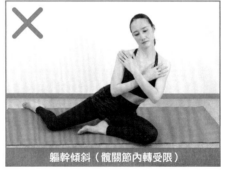

軀幹傾斜（髖關節內轉受限）

軀幹傾斜（髖關節內轉受限）

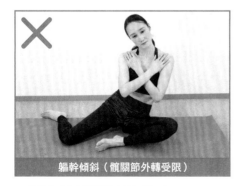

軀幹傾斜（髖關節外轉受限）

軀幹傾斜（髖關節外轉受限）

【注意】曾接受人工髖關節置換手術的人恐有髖關節脫臼的風險，請勿進行此項測試。

4. 肌肉長度測試

針對經姿勢評估和動作模式測試後疑似過度緊繃的肌肉，另外進行肌肉長度測試以進一步確認。這個測試並非評估關節活動範圍，而是評估肌肉對被動伸展的終端感覺（end-feel）。評估左右側差異也是非常重要的環節。

以下為大家介紹頸部・上肢的肌肉長度測試（**圖2-15**～**圖2-23**）。進行這些測試時，藉由評估終端感覺（end-feel）以獲得各肌肉長度、硬度、緊繃度、疼痛等資訊。而透過臨床實務上反覆評估，應該也可以從中找出異常原因。

圖2-15 斜角肌的肌肉長度測試

【目　　的】評估斜角肌的緊繃程度，進行左右側比較。

【方　　法】中斜角肌使頸部側彎並固定於中位。將第一肋骨慢慢壓向尾側，評估終端感覺。
頸部側彎狀態下將前斜角肌向檢查側旋轉。
頸部側彎狀態下將後斜角肌向對側旋轉。
同樣評估終端感覺。

【標　　準】左右側沒有差異且具有彈性的終端感覺。

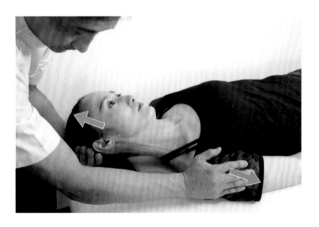

圖2-16 斜方肌上束纖維的肌肉長度測試

【目　　的】評估斜方肌上束纖維的緊繃程度，進行左右側比較。

【方　　法】仰臥姿勢下頸部屈曲，向檢查側與對側側彎，向檢查側旋轉時固定頭部。
將手掌置於肩胛骨上緣，輕輕壓向肩胛骨尾側。
評估終端感覺。
●激痛點多半在肌肉中腹一帶。

【標　　準】左右側沒有差異且具有彈性的終端感覺。

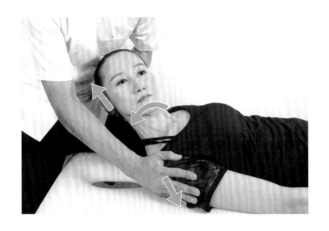

圖2-17 提肩胛肌的肌肉長度測試

【目　　的】評估提肩胛肌的緊繃程度，進行左右側比較。

【方　　法】仰臥姿勢下頸部屈曲，向檢查側與對側側彎，旋轉並固定頭部。
將手掌置於肩胛骨上緣，輕輕壓向肩胛骨尾側。
評估終端感覺。
●激痛點多半在肩胛骨上角一帶。

【標　　準】左右側沒有差異且具有彈性的終端感覺。

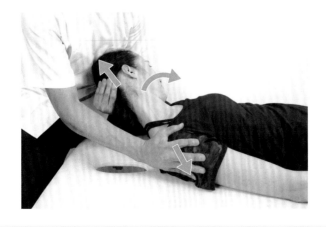

圖2-18　胸大肌的肌肉長度測試

【目　的】　評估胸大肌的緊繃程度，進行左右側比較。

【方　法】　於仰臥姿勢下進行測試。提起檢查側的上肢，感受終端感覺的同時進行測試。
以對側手固定肋骨・胸廓。

　　　　　a：**肋骨部位**　肩關節外展150度，於外轉10～15度時進行水平外展運動
　　　　　b：**胸骨部位**　肩關節外展90度，外轉30度，於肘關節屈曲90度時進行水
　　　　　　　平外展運動
　　　　　c：**鎖骨部位纖維與胸小肌**　於肩關節外展60度時進行水平外展運動
　　　　　　　於各個活動範圍最終角度時施加壓力，觀察終端感覺。

【標　準】　左右側沒有差異且具有彈性的終端感覺。

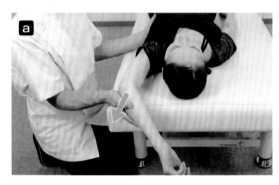

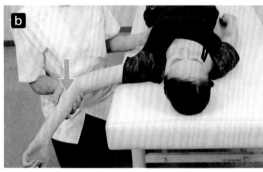

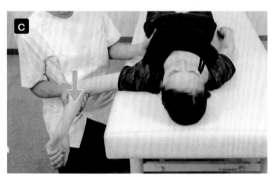

圖2-19 胸小肌的肌肉長度測試

【目　的】 評估胸小肌的緊繃程度，進行左右側比較。

【方　法】 於仰臥姿勢下進行測試。比較左右側肩胛骨與床面間的距離。比較左右側喙突的高度。將肱骨頭和喙突從腹側輕輕壓向背側，然後評估終端感覺。

【標　準】 左右側沒有差異且具有彈性的終端感覺。

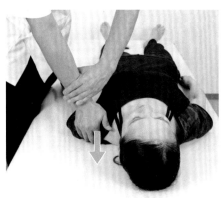
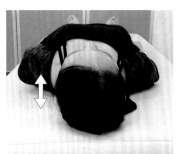

圖2-20 闊背肌的肌肉長度測試

【目　的】 評估闊背肌的緊繃程度，進行左右側比較。

【方　法】 採仰臥姿勢，髖關節和膝關節屈曲，腰椎位於正中位置。
上肢筆直向頭頂上方舉起。
肩膀動作停止，或者腰椎出現前凸現象時立即停止測試。

【標　準】 正常情況下，肩關節完全屈曲時不會發生腰椎前凸現象。

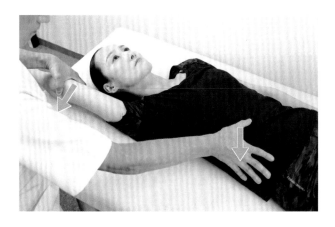

圖2-21　旋轉肌袖 · 後三角肌的肌肉長度測試

【目　　的】評估旋轉肌袖 · 後三角肌的緊繃程度，進行左右側比較。

【方　　法】於仰臥姿勢下固定肩胛骨，並於肩關節外展90度時進行水平內收運動。

【標　　準】鷹嘴突有超過正中位置的活動範圍。

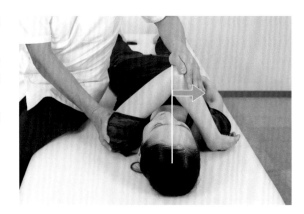

圖2-22　肱二頭肌短頭的肌肉長度測試

【目　　的】評估肱二頭肌短頭的緊繃程度，進行左右側比較。

【方　　法】採仰臥姿勢，肘關節從屈曲到伸展。

【標　　準】在肩關節不動的狀態下，手肘完全伸展。

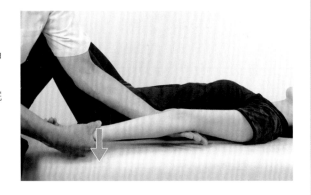

圖2-23　肩關節外轉 · 內轉肌群的肌肉長度測試

【目　　的】評估肩關節外轉 · 內轉肌群的緊繃程度，進行左右側比較。

【方　　法】採仰臥姿勢，在上臂的下方擺放毛巾，讓肱骨和肩胛骨面的高度一致。
固定肩胛骨，肩關節外展90度，於肘關節屈曲姿勢下觀察內轉和外轉活動範圍。

【標　　準】肱骨頭未向前方移動，外轉90度，內轉70度。

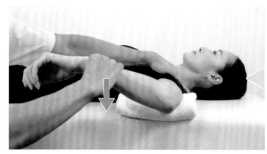 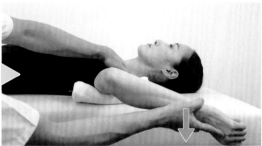

以下的 評估表2-5 「肌肉長度測試（頸部・上肢）」是彙集先前介紹過的肌肉長度測試的整體評估表，希望有助於大家進行各項評估。另一方面，根據治療師的整體衡量，可以隨時修正與增減，以期打造更適合治療師使用的評估表。

評估表2-5 肌肉長度測試（頸部・上肢）

肌肉長度測試（頸部・上肢）		西元　　年　　月　　日
姓名　　　　　　　　　　（男・女）　歲　ID.　　　　評估者		

部位	項目	備註
斜角肌 仰臥姿勢	方法：頸部側彎後固定。將手置於第一肋骨並輕輕向下壓，觀察終端感覺 右：正常　縮短　過度緊繃　　左：正常　縮短　過度緊繃	
斜方肌上束纖維 仰臥姿勢	方法：頸部屈曲　向對側側彎　向同側旋轉並下壓肩胛骨，觀察終端感覺 右：正常　縮短　過度緊繃　　左：正常　縮短　過度緊繃	
提肩胛肌 仰臥姿勢	方法：頸部屈曲　向對側側彎　旋轉並下壓肩胛骨，觀察終端感覺 右：正常　縮短　過度緊繃　　左：正常　縮短　過度緊繃	
胸大肌 仰臥姿勢	方法：肋骨部位　外展150度，於外轉10～15度時進行水平外展運動 　　　胸骨部位　肩關節外展90度，外轉30度，肘關節屈曲90度時進行水平外展運動 　　　鎖骨部位纖維與胸小肌　於肩關節外展60度時進行水平外展 　　　於各個活動範圍最終角度時施加壓力，觀察終端感覺 右：正常　縮短　過度緊繃　　左：正常　縮短　過度緊繃	
胸小肌 前臂置於腹部的仰臥姿勢	方法：比較左右側喙突的高度。 　　　將喙突從腹側壓向背側，評估終端感覺。 　　　（肩峰和床面距離2.5公分以下） 右：正常　縮短　過度緊繃　　左：正常　縮短　過度緊繃	
闊背肌 仰臥姿勢	方法：膝關節屈曲　腰椎位於正中位置並將上肢向上舉起 　　　腰椎出現前凸現象時停止 右：正常　縮短　過度緊繃　　左：正常　縮短　過度緊繃	
旋轉肌袖・後三角肌 仰臥姿勢	方法：固定肩胛骨，上肢進行水平內收運動（鷹嘴突是否往正中位置移動） 右：正常　縮短　過度緊繃　　左：正常　縮短　過度緊繃	
肱二頭肌短頭 仰臥姿勢	方法：肘關節從屈曲姿勢到伸展姿勢 　　　（在肩關節不動的狀態下，觀察手肘是否完全伸展） 右：正常　縮短　過度緊繃　　左：正常　縮短　過度緊繃	
肩關節外轉・內轉肌群 仰臥姿勢	方法：肩關節外展90度，於肘關節屈曲姿勢下進行內轉和外轉運動 　　　肱骨頭未向前方移動，外轉90度，內轉70度 右：正常　縮短　過度緊繃　　左：正常　縮短　過度緊繃	

接著為大家介紹軀幹・下肢的肌肉長度測試（圖2-24～圖2-33）。進行這些測試時，藉由評估終端感覺（end-feel）以獲得各肌肉長度、硬度、緊繃度、疼痛等資訊。而透過臨床實務上反覆評估，應該也可以從中找出異常原因。

圖2-24　髂腰肌的肌肉長度測試

【目　的】　評估髂腰肌的緊繃程度，進行左右側比較。

【方　法】　患者先採淺坐姿勢，讓尾骨置於治療床上。接著治療師協助患者雙側下肢屈曲並置於治療床上，擺出修正式湯瑪士測試姿勢（Modified Thomas Test）（腰椎位於正中位置）。協助患者緩緩放下檢查側下肢。
對側下肢固定於屈曲姿勢。
治療師於大腿下半部施加過度壓力，評估終端感覺和髖關節伸展角度。

【標　準】　髖關節伸展0度
施加過度壓力時，髖關節伸展角度達10度

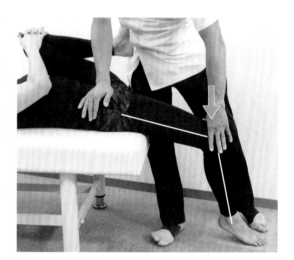

圖2-25　股直肌的肌肉長度測試

【目　的】　評估股直肌的緊繃程度，進行左右側比較。

【方　法】　採取同髂腰肌測試的姿勢（修正式湯瑪士測試姿勢）。觀察髕骨上緣與髖骨之間的位置。避免髖關節產生代償屈曲動作。於小腿施加壓力，評估終端感覺和膝關節角度。

【標　準】　膝關節屈曲90度
施加過度壓力時，膝關節屈曲角度達125度

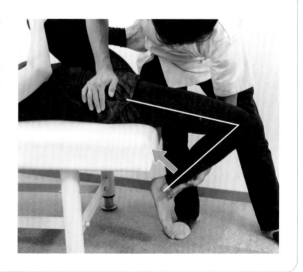

圖 2-26 闊筋膜張肌的肌肉長度測試

【目　　的】 評估闊筋膜張肌的緊繃程度，進行左右側比較。

【方　　法】 採取同髂腰肌測試的姿勢（修正式湯瑪士測試姿勢）。
避免髖關節產生代償屈曲動作。
於大腿下半部的下內側施加壓力，評估終端感覺和髖關節內收角度。
髂脛束過度緊繃或縮短時，男性大腿內側會有沿髂脛束走行的溝槽，女性大
腿內側則呈平坦狀。

【標　　準】 在髖關節伸展0度的姿勢下，髖關節內收15～20度。

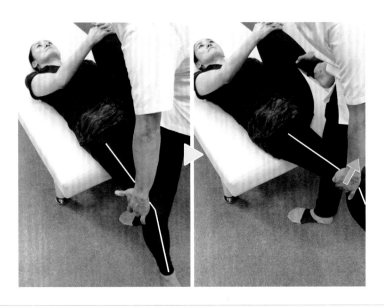

圖 2-27　內收肌的肌肉長度測試

【目　　的】　評估內收肌的緊繃程度，進行左右側比較。

【方　　法】　於仰臥姿勢下進行測試。
　　　　　　　髖關節於中位進行外展運動。
　　　　　　　觸診髂前上棘（ASIS），一開始有所動作即停止。
　　　　　　　避免髖關節產生代償屈曲動作。
　　　　　　　評估髖關節外展的終端感覺與髖關節外展角度。

【標　　準】　於髖關節內外轉中位進行髖關節外展 40～45 度運動。
　　　　　　　※區別單關節肌與雙關節肌
　　　　　　　●於膝關節屈曲姿勢下，髖關節外展活動範圍愈大，雙關節肌縮短程度愈大
　　　　　　　　（膕旁肌群、股薄肌）
　　　　　　　●沒有改變的情況下，單關節肌會縮短（恥骨肌、內收大肌、內收長・短肌）

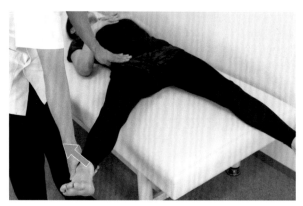

評估雙關節肌

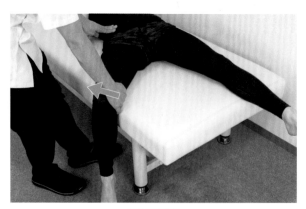

評估單關節肌

圖2-28　膕旁肌群的肌肉長度測試

【目　的】 評估膕旁肌群的緊繃程度，進行左右側比較。

【方　法】 採仰臥姿勢，對側膝關節屈曲，放鬆髂腰肌。
治療師以肘窩輔助足部，以前臂支撐小腿的方式慢慢抬起患者下肢。另外一隻手觸診髂前上棘並評估骨盆動作。從患者膝關節開始彎曲的時候，藉由終端感覺以評估骨盆動作。

【標　準】 膝關節伸展姿勢下，髖關節可屈曲90度。

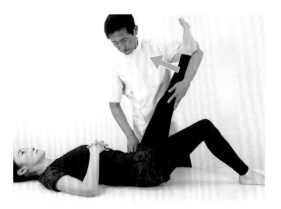

圖2-29　梨狀肌的肌肉長度測試

【目　的】 評估梨狀肌的緊繃程度，進行左右側比較。

【方　法】 於仰臥姿勢下進行測試。
在髖關節屈曲60度以內，於大腿的長軸方向施加壓力，讓髖關節進行內收・內轉運動。
在活動範圍最終角度時評估終端感覺。

【標　準】 具有適度彈力。

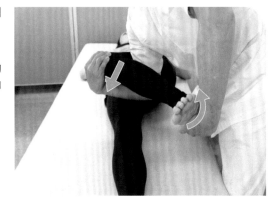

圖2-30　小腿三頭肌的肌肉長度測試

【目　的】 評估小腿三頭肌的緊繃程度，進行左右側比較。

【方　法】 於仰臥姿勢下進行測試。
於踝關節稍微旋後的姿勢下進行背屈運動。

【標　準】 膝關節伸展姿勢下，踝關節背屈0度
　　　　　●膝關節屈曲若使活動範圍變大，腓腸肌會縮短

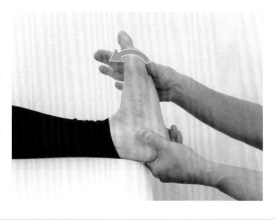

圖 2-31 胸腰部伸肌群的肌肉長度測試

【目　的】評估胸腰部伸肌群的緊繃程度。

【方　法】於坐姿下進行測試。
將額頭靠近自己的膝蓋，軀幹呈彎曲姿勢（駝背姿勢）。
注意髖關節不可屈曲，軀幹不可向前傾斜。
治療師量測患者的額頭至膝蓋之間的距離。

【標　準】額頭與膝蓋間的距離在 30 公分以內。

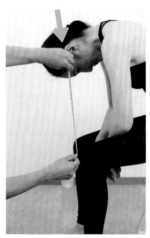
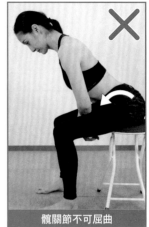

髖關節不可屈曲

圖 2-32 胸腰部伸肌群的肌肉長度測試
（修正式腰椎屈曲測試 Modified Schober Test）

【目　的】評估胸腰部伸肌群的緊繃程度。

【方　法】採骨盆後傾的坐姿。在髂前上棘與其上方 10 公分處貼標記。
軀幹完全向前彎曲時，治療師量測兩個標記之間的距離。

【標　準】6 公分以上。

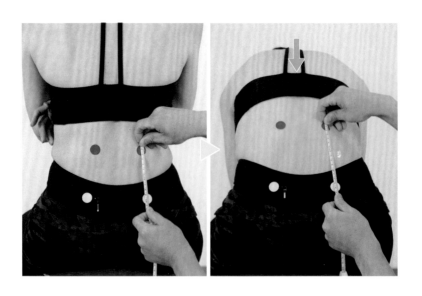

圖2-33 腰方肌的肌肉長度測試

【目　的】 評估腰方肌的緊繃程度，進行左右側比較。
【方　法】 採足底貼地的坐姿。
　　　　　治療師維持並固定患者的骨盆。
　　　　　讓軀幹朝檢查側與對側側彎。
　　　　　觀察第5節腰椎～第12節胸椎之間的彎曲情況。
【標　準】 腰部至胸部呈滑順的彎曲弧度。
　　　　　若非如此，疑似檢查側的腰方肌有縮短的情況。

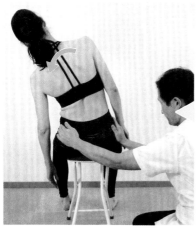
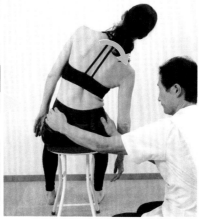

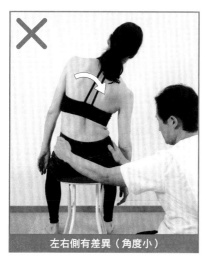
左右側有差異（角度小）

以下的 **評估表2-6** 「**肌肉長度測試（軀幹・下肢）**」是彙集先前介紹過的肌肉長度測試的整體評估表，希望有助於大家進行各項評估。另一方面，根據治療師的整體衡量，可以隨時修正與增減，以期打造更適合治療師使用的評估表。

評估表2-6 肌肉長度測試（軀幹・下肢）

肌肉長度測試（軀幹・下肢）　　　　　　　　　西元　　　年　　　月　　　日
姓名　　　　　　　　　（男・女）　　歲　　ID.　　　　評估者

部位	項目	備註
髂腰肌 修正式湯瑪士測試姿勢	方法：髖關節伸展0度　施加過度壓力時伸展10度 右：正常　縮短　過度緊繃　　左：正常　縮短　過度緊繃	
股直肌 修正式湯瑪士測試姿勢	方法：膝關節屈曲90度　施加過度壓力時屈曲125度 右：正常　縮短　過度緊繃　　左：正常　縮短　過度緊繃	
闊筋膜張肌 修正式湯瑪士測試姿勢	方法：髖關節伸展0度下內收15～20度 　　　（髂前上棘一動作即停止） 右：正常　縮短　過度緊繃　　左：正常　縮短　過度緊繃	
內收肌 仰臥姿勢	方法：髖關節伸展0度狀態下外展40～45度 　　　（髂前上棘一動作即停止） 右：正常　縮短　過度緊繃　　左：正常　縮短　過度緊繃	
雙關節肌 （膕旁肌群）	方法：若從上述位置加大膝關節屈曲活動範圍，雙關節肌可能會縮短 右：正常　縮短　過度緊繃　　左：正常　縮短　過度緊繃	
膕旁肌群 仰臥姿勢	方法：檢查側髖關節伸展並向上提起（非檢查側膝關節伸展80度 　　　屈曲90度）（髂前上棘一動作即停止） 右：正常　縮短　過度緊繃　　左：正常　縮短　過度緊繃	
梨狀肌 仰臥姿勢	方法：在髖關節伸展60度以內，於大腿的長軸方向施加壓力使髖關 　　　節內收・內轉 右：正常　縮短　過度緊繃　　左：正常　縮短　過度緊繃	
小腿三頭肌 仰臥姿勢	方法：踝關節輕度旋後並背屈0度 　　　膝關節屈曲使活動範圍變大的話，腓腸肌會縮短 右：正常　縮短　過度緊繃　　左：正常　縮短　過度緊繃	
胸腰部伸肌群 坐姿	方法：駝背姿勢下，膝蓋與額頭相距30公分以內 右：正常　縮短　過度緊繃　　左：正常　縮短　過度緊繃	
腰方肌 足底貼於地面的坐姿	方法：雙臂交叉於身體前方，軀幹側彎，觀察腰椎弧度 　　　（左右差，弧度平順） 右：正常　縮短　過度緊繃　　左：正常　縮短　過度緊繃	

5. 觸診

評估的最後是進行觸診。針對評估過程中疑似過度緊繃的肌肉進行觸診以進一步確認。治療師以指腹觸摸，評估肌肉的僵硬度、壓痛點和激痛點。但實際觸診時可能會誘發疼痛或肌肉過度緊繃，因此過程中務必格外小心。另外，透過觸診還可以觀察肌肉的遊動（muscle play）。正常的肌肉與肌肉之間會有遊動現象，一旦筋膜疤痕或沾黏阻礙肌肉遊動，肌肉與肌肉間的活動範圍容易受到限制，並且進一步引發疼痛。

功能性運動療法的實際操作

1. 功能性運動療法的順序與目的

為了使功能性運動療法（治療）發揮功效，起初先於不會誘發疼痛的姿勢下取得主動運動之關節活動範圍（左右側之間盡量沒有差異）。而一些容易引發疼痛的運動原本就不該應用於治療上。為了減輕疼痛，可視情況進行醫師診治或徒手治療‧物理治療。

另一方面，若要讓經被動治療有所改善的被動關節之活動範圍轉變成患者能夠自主控制的主動活動範圍，必須同時並用運動療法。針對造成活動範圍受限的緊繃肌肉進行改善關節活動範圍的運動。然而對患者來說，治療目的在於找回最適合當時狀態的最佳活動範圍，因此不需要進行其他多餘的過度矯正。

為了接下來的正確動作模式訓練，必須同時進行穩定呼吸與軀幹的運動操，以及矯正動作模式的運動操。只要學會正確的動作模式，便可以針對弱化的肌肉進行活躍肌肉運動操與階段性強化肌力運動操。在這個過程中，最重要的是運動質量，不應該強加進行會對異常動作模式施加負荷的強化肌力操。訓練大腦比訓練肌肉更重要，必須反覆練習正確的動作模式。不強求一開始將動作模式矯正至完美，而是以比現在的情況好一些為目標。

治療的最終目標是矯正日常生活或運動時頻繁出現的異常動作模式，以及讓自己能在潛意識下自動操作正確的動作模式，因此需要持續反覆練習。而為了預防再次復發，也必須定期重置施加於組織上且造成累加性損傷的物理性壓力。矯正姿勢、日常生活注意事項等自我管理教育，以及自主運動訓練的指導對患者來說，都是同樣重要且缺一不可。

（ 圖3-1 、 表3-1 ）

圖3-1 功能性運動療法的操作方式

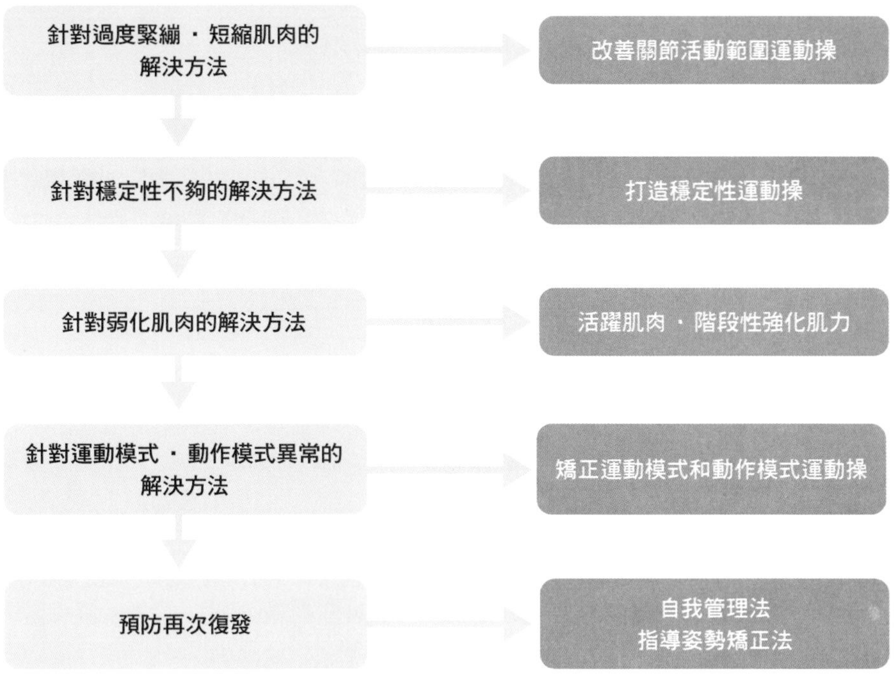

針對過度緊繃・短縮肌肉的解決方法	→ 改善關節活動範圍運動操
針對穩定性不夠的解決方法	→ 打造穩定性運動操
針對弱化肌肉的解決方法	→ 活躍肌肉・階段性強化肌力
針對運動模式・動作模式異常的解決方法	→ 矯正運動模式和動作模式運動操
預防再次復發	→ 自我管理法 指導姿勢矯正法

表3-1 功能性運動療法的順序

1）改善關節活動範圍運動操
　　1.抑制過度緊繃的肌肉　　●中樞抑制技巧（交互抑制、協同肌抑制）
　　2.動態伸展　　　　　　　●利用主動運動的動態伸展操

2）打造穩定性運動操
　　●腹內壓訓練　IAP（intra abdominal pressure）
　　●穩定肩帶・軀幹運動操

3）活躍弱化肌肉的運動操
　　●主要針對弱化肌肉的單關節肌進行促使收縮的運動
　　●階段性強化弱化肌肉的肌力

4）矯正運動模式的運動操
　　●控制頭部－軀幹
　　●控制軀幹－下肢
　　●控制軀幹－上肢

5）矯正動作模式的運動操
　　●矯正深蹲、正弓箭步、側弓箭步，矯正行走時的異常動作模式

6）自我管理法
　　●姿勢矯正法、自我伸展運動、自我牽引法、調整生活環境等

2. 實際操作改善關節活動範圍的運動操

改善關節活動範圍的物理治療，通常包含被動關節活動範圍運動（ROM全關節運動）、伸展運動、軟組織鬆動術和關節鬆動術等。

本書將針對過度緊繃肌肉的抑制運動操（活用交互抑制等中樞抑制技巧），以及主動關節活動範圍運動操進行解說。相較於被動關節活動範圍運動操，由於中樞抑制技巧和主動關節活動範圍運動操是由大腦下達指令以驅動肌肉，對改善肌肉循環和活化神經系統的幫助較大。除此之外，進行運動時由自己控制力道，相對比較安全。

1）中樞抑制技巧（交互抑制、協同肌抑制）

活用抑制中樞神經系統的中樞抑制技巧能夠有效抑制過度緊繃的肌肉。這種技巧主要有二種方式。

第一種為交互抑制，第二種為協同肌抑制。交互抑制是指利用交互抑制作用使主動肌收縮，進而抑制拮抗肌的技巧。底下為針對過度緊繃的肌肉施以交互抑制運動的範例。

基本上，運動操為1次5～10秒的等長收縮，然後放鬆數秒。10次為1個回合，配合患者狀態調整次數。進行運動操時勿憋氣，務必保持正常呼吸。

活用交互抑制作用

> **共通點**

- 促使抑制目標的拮抗肌收縮。
- 盡可能避免拮抗肌收縮時產生代償動作。
- 於運動操前後，進行肌肉長度測試以確認變化。
- 做操時勿憋氣，保持正常呼吸。
- 等長收縮1次5～10秒，10次為1個回合。

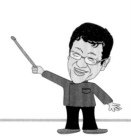

圖3-2 抑制枕下肌群

【目　　的】　藉由收縮頸部深屈肌群以抑制枕下肌群。

【起始姿勢】　採仰臥姿勢，於頸部下方擺放毛巾以維持頸椎前凸。

【方　　法】　拳頭置於下顎下方。收下顎（點頭運動）輕壓自己的拳頭。透過這種方式進行
　　　　　　　頸部深屈肌群的等長收縮運動。在此同時，頭枕部輕壓床面以避免胸鎖乳突肌
　　　　　　　收縮。藉由收縮頸部深屈肌群來抑制枕下肌群。

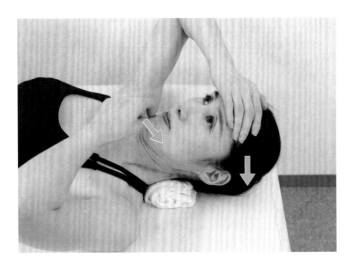

圖3-3 抑制肩關節內轉肌群

【目　　的】 藉由收縮肩關節外轉肌群來抑制內轉肌群。肱骨與前臂的分離運動。

【起始姿勢】 採坐姿或站姿。

【方　　法】 肩關節屈曲90度，讓肩關節盡量外轉。肱骨外轉姿勢下，前臂位於中位（手肘皺摺朝上）。
維持這個狀態並慢慢向上抬起上肢，接著再恢復至身體側邊。肩關節進行外轉運動，但隨時
控制前臂位於中位。
藉由收縮肩關節外轉肌群來抑制肩關節內轉肌群。
進行開放動力鏈運動（open kinetic）有困難時，可以將手置於牆壁或平台上進行閉鎖動力鏈
運動（close kinetic）訓練。

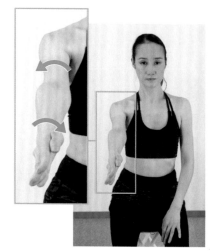
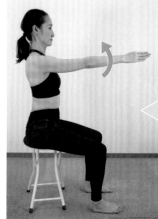
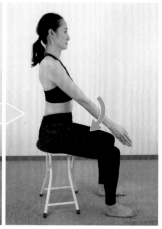

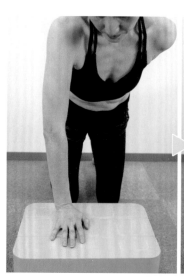
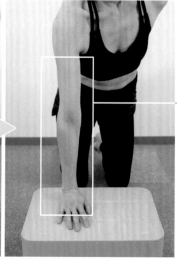
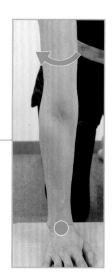

圖3-4 抑制髖關節內收 · 內轉肌群

【目　　的】 藉由收縮髖關節外展 · 外轉肌群來抑制內收 · 內轉肌群

【起始姿勢】 採側臥姿勢,髖關節屈曲50度,膝關節屈曲90度。

【方　　法】 髖關節外展並外轉。關鍵在於務必穩定軀幹以避免骨盆旋轉。
　　　　　　 藉由收縮髖關節外展 · 外轉肌群來抑制髖關節內收 · 內轉肌群。

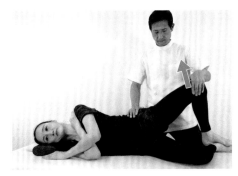
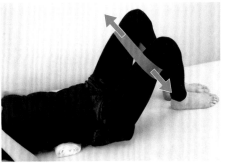

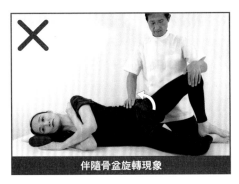
伴隨骨盆旋轉現象

圖3-5　抑制膕旁肌群

【目　　的】　藉由收縮股四頭肌來抑制膕旁肌群。

【起始姿勢】　仰臥姿勢下，單側下肢的髖關節和膝關節屈曲以穩定骨盆。
　　　　　　　膕旁肌群抑制側的下肢屈曲，用雙手交握於膝關節後方以維持穩定性。

【方　　法】　從髖關節和膝關節屈曲的狀態進行膝關節伸展運動。
　　　　　　　膝關節盡量伸展，促使股四頭肌收縮。
　　　　　　　放輕鬆讓膝關節恢復至原本位置。
　　　　　　　藉由收縮股四頭肌來抑制膕旁肌群。

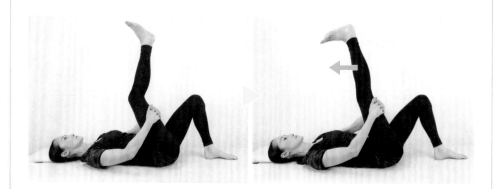

圖3-6　抑制小腿三頭肌

【目　　的】　藉由收縮踝關節背屈肌群來抑制小腿三頭肌。

【起始姿勢】　採足跟貼地的坐姿。

【方　　法】　從起始姿勢開始，盡量讓踝關節進行背屈運動。
　　　　　　　為了避免使用腳趾深肌群，在腳趾下方擺放一枝筆或毛巾，於腳趾屈曲姿
　　　　　　　勢下進行踝關節背屈運動。

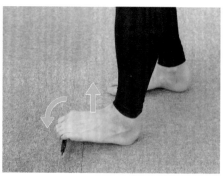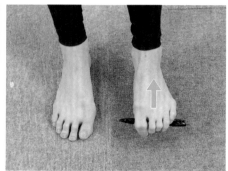

抑制過度緊繃肌肉的第二種技巧是協同肌抑制。藉由活躍主動肌中的單關節肌，體驗作為協同肌的多關節肌受到抑制的感覺。舉例來說，活躍臀中肌以抑制作為協同肌的多關節肌——闊筋膜張肌。大腦負責調節肌肉的緊繃程度，透過這樣的運動有助於抑制過度緊繃的肌肉。底下的範例為針對主要過度緊繃的肌肉施以抑制運動。

基本上，運動操為1次5～10秒的等長收縮，然後放鬆數秒。10次為1個回合，配合患者的狀態調整次數。進行運動操時勿憋氣，務必保持正常呼吸。

活用協同肌抑制作用

共通點

促使單關節肌於活動範圍最終角度時進行等長收縮，放鬆作為協同肌的多關節肌。

務必讓患者將注意力集中在目標肌肉上。

活用輕敲與落下‧接住（Drop & Catch）動作促使肌肉收縮。

盡量避免目標肌肉收縮時產生代償動作。

於運動操前後，進行肌肉長度測試以確認變化。

做操時勿憋氣，保持正常呼吸。

等長收縮1次5～10秒，10次為1個回合。

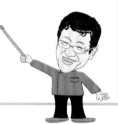

圖3-7 活躍臀中肌以抑制闊筋膜張肌

【目　　的】 活躍臀中肌來抑制闊筋膜張肌。

【起始姿勢】 於側臥姿勢下，彎曲下方腳的髖關節與膝關節以穩定身體。

【方　　法】 輔助支撐患者抑制側的大腿，於髖關節伸展姿勢下進行外展運動。
指示患者於活動範圍最終角度時停止動作。進行5～10秒的等長收縮運動，接著放鬆數秒。治療師繼續支撐患者大腿，保持髖關節位置不變。重覆進行等長收縮運動10次。於運動操前後進行緊繃程度測試（Ober's test），確認闊筋膜張肌的緊繃程度是否下降。

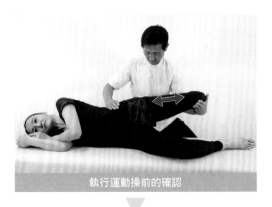

執行運動操前的確認

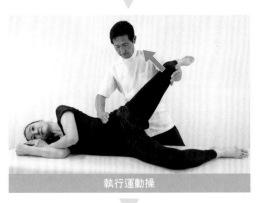

執行運動操

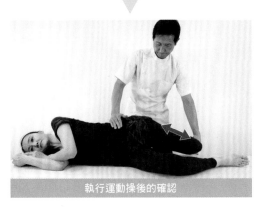

執行運動操後的確認

圖3-8 活躍臀大肌以抑制膕旁肌群

【目 的】 藉由活躍臀大肌來抑制膕旁肌群。

【起始姿勢】 採上半身置於治療床上，髖關節和膝關節屈曲的俯臥姿勢。

【方 法】 輔助抬起患者抑制側的下肢並伸展髖關節。

指示患者於髖關節伸展活動範圍最終角度時停止動作。進行5～10秒的等長收縮運動，接著放鬆數秒。重覆進行等長收縮運動10次。於運動操前後確認膕旁肌群的緊繃程度是否下降。

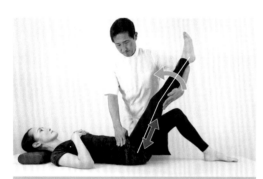

執行運動操前的確認

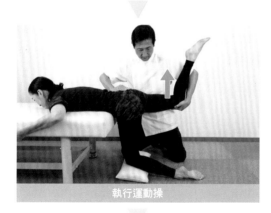

執行運動操

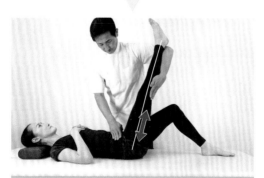

執行運動操後的確認

圖3-9 活躍髂腰肌以抑制股直肌

【目　　的】 藉由活躍髂腰肌來抑制股直肌。

【起始姿勢】 採骨盆垂直立起的坐姿。

【方　　法】 上肢交握於腦後，肩關節處於屈曲・外展・外轉姿勢。輔助抬起患者抑制側的下肢，使髖關節進行屈曲運動。指示患者於髖關節屈曲活動範圍最終角度時停止動作。進行5～10秒的等長收縮運動，接著放鬆數秒。重覆進行等長收縮運動10次。於運動操前後確認股直肌的緊繃程度是否下降。

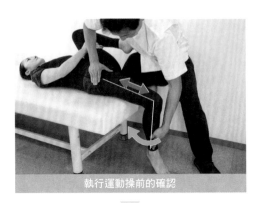

執行運動操前的確認

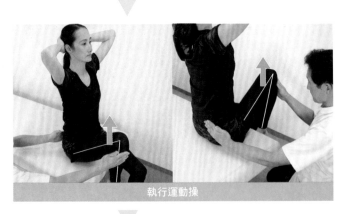

執行運動操

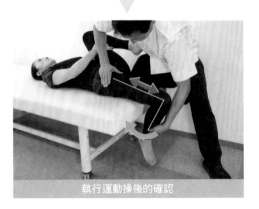

執行運動操後的確認

２）主動關節活動範圍運動操（活動度運動）

以下為大家介紹針對需要活動性的關節，患者可以自主進行的運動操。

改善關節活動範圍的運動操

共通點

並非被動運動，而是主動運動，由自己進行的主動輔助運動操。
（藉由讓肌肉收縮的運動，活化神經系統與改善肌肉循環）
在不會引發疼痛的運動範圍內操作。
以正確的動作模式操作，避免產生代償動作。
藉由提升腹內壓以避免四肢運動時出現腰椎動作過於活躍的現象。
慢慢操作且保持正常呼吸，千萬不要憋氣。
不用做到完美，以比現在好一些為目標即可。

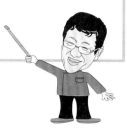

---

①肩關節運動操

肩關節的活動範圍需要肩胛骨、鎖骨、頸椎、胸椎、肋骨等共同協調運作，不能只仰賴盂肱關節。

改善肩關節活動範圍的運動操

共通點

由於需要肩胛骨、鎖骨、頸椎、胸椎、肋骨等共同協調運作，因此過於活躍的關節反而容易產生代償動作。觀察整體動作也是非常重要的環節。
盂肱關節的活動範圍一旦受限，可能演變成其他關節的活動範圍也受到限制。
若出現肩胛骨不穩的情況，可以同時並用稍後為大家介紹的打造穩定性運動操。

圖3-10 關節中心軸旋轉運動（仰臥姿勢）

【目　　的】 改善肩關節外轉－內轉活動範圍。
　　　　　　矯正肱骨頭向前移位。

【起始姿勢】 在上臂的下方擺放毛巾以配合肩胛骨平面（scapular plane）的高度。
　　　　　　以對側手固定肩胛骨和肱骨頭。
　　　　　　避免伴隨肩胛骨內轉而來的肩胛骨前傾和肱骨頭向前移位。

【方　　法】 進行肩關節的主動內外轉運動。對側手隨時監測避免肱骨頭向前移位。如單擺
　　　　　　運動般有節奏地進行運動操。

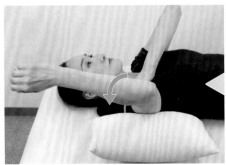 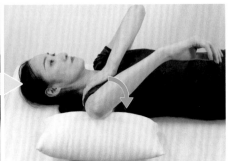

圖3-11 關節中心軸旋轉運動（俯臥姿勢）

【目　　的】 改善肩關節外轉－內轉活動範圍。
　　　　　　矯正肱骨頭向前移位。

【起始姿勢】 在俯臥姿勢下，於上臂的下方擺放毛巾以配合肩胛骨平面（scapular plane）的
　　　　　　高度。固定於床面上，避免肩胛骨前傾和肱骨頭向前移位。

【方　　法】 進行肩關節的主動內外轉運動。隨時注意不要出現肩胛骨前傾和肱骨頭向前移
　　　　　　位的現象。如單擺運動般有節奏地進行運動操。

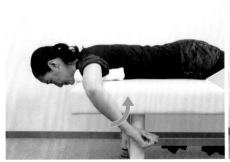 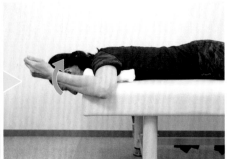

圖3-12 關節中心軸旋轉運動（站姿）

【目　　的】 改善肩關節外轉－內轉活動範圍。
　　　　　　 矯正肱骨頭向前移位。

【起始姿勢】 改採站姿，同樣操作仰臥姿勢、俯臥姿勢下進行的運動操（相較於仰臥
　　　　　　 姿勢，站姿操作會變成抗重力運動）。
　　　　　　 站在牆壁前，頭枕部、肩胛骨和薦骨貼緊牆壁。
　　　　　　 用對側手固定以避免肩胛骨前傾和肱骨頭向前移位。

【方　　法】 進行肩關節的主動內外轉運動。
　　　　　　 隨時注意不要出現肩胛骨前傾和肱骨頭向前移位的現象。
　　　　　　 如單擺運動般有節奏地進行運動操。

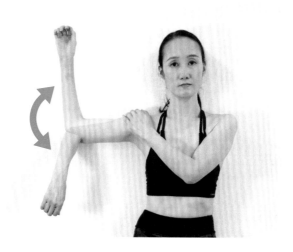

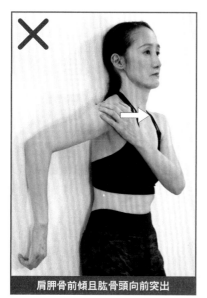

肩胛骨前傾且肱骨頭向前突出

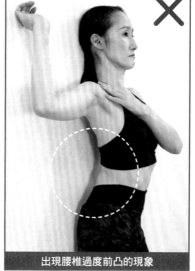

出現腰椎過度前凸的現象

圖3-13 左右手組合式關節中心軸旋轉運動
（卍運動操）

【目　　的】 改善肩關節外轉－內轉活動範圍。
　　　　　　 投球等運動中常出現單手內轉，單手外轉的組合式動作。這時候內轉側的
　　　　　　 肩胛骨要前傾，外轉側的肩胛骨要後傾。
【起始姿勢】 坐姿或站姿。
　　　　　　 肩關節外展90度，一手進行外轉運動，一手進行內轉運動。
　　　　　　 肩胛骨內收使胸口向外展開。
【方　　法】 進行左右手外轉－內轉組合式運動。
　　　　　　 慢慢加大活動範圍。
　　　　　　 改善左右側差異。

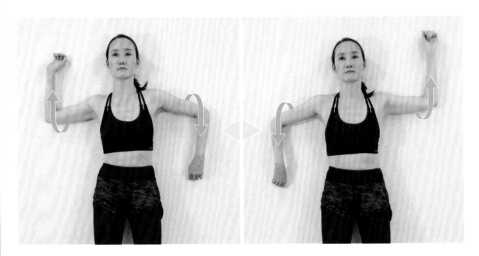

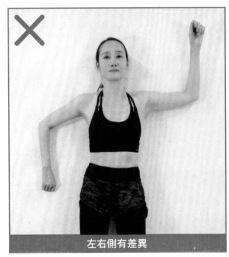

左右側有差異

圖3-14 後旋轉肌袖和後三角肌之伸展運動

【目　　的】針對後旋轉肌袖和後三角肌進行伸展運動。
改善肩關節水平內收的活動範圍。

【起始姿勢】採側臥姿勢，於頭部下方擺放枕頭。肩胛骨固定於治療床上。
注意胸椎不後凸。

【方　　法】用對側手抬起上臂，慢慢進行水平內收運動。
以鷹嘴突超過鼻子位置的程度為目標。

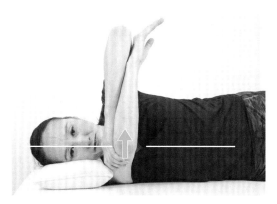
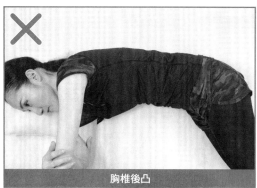

胸椎後凸

圖3-15 臥姿伸展運動

【目　　的】針對後旋轉肌袖進行伸展運動。改善肩關節內轉的活動範圍。

【起始姿勢】採側臥姿勢，於頭部下方擺放枕頭。肩胛骨固定於治療床上。
注意胸椎不後凸。

【方　　法】用對側手輕壓前臂的同時，進行肩關節內轉運動。

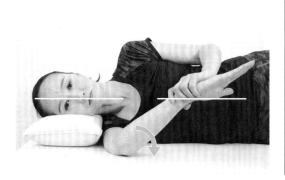
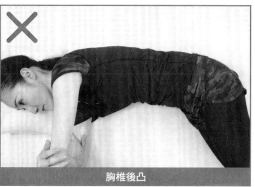

胸椎後凸

圖3-16 沒錢運動（No-money Exercise）

【目　　的】 改善肩關節外轉活動範圍。
　　　　　　進行胸大肌伸展運動。

【起始姿勢】 站在牆壁前面，頭部和背部打直。

【方　　法】 肩胛骨內收，手肘屈曲90
　　　　　　度，然後肩關節外轉。做
　　　　　　操時，下顎突出或肩胛骨
　　　　　　上提等都是不正確姿勢。
　　　　　　熟悉動作後慢慢加大活動
　　　　　　範圍。

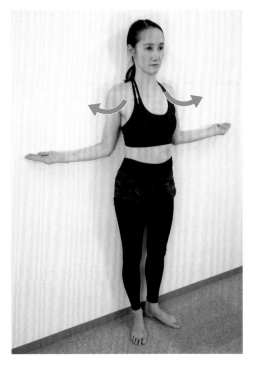

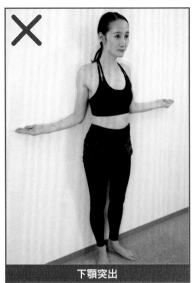

下顎突出

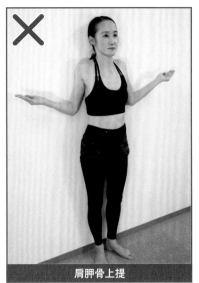

肩胛骨上提

圖3-17 貼牆天使運動（仰臥姿勢）

【目　　的】　改善肩關節外展・外轉活動範圍。
　　　　　　　進行胸大肌伸展運動。

【起始姿勢】　採仰臥姿勢，可以將瑜珈滾輪置於脊柱長軸下方。
　　　　　　　肩關節外展並外轉。

【方　　法】　好比手肘在地板上滑動，進行肩關節內收－外展運動。

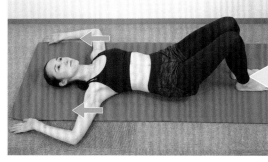
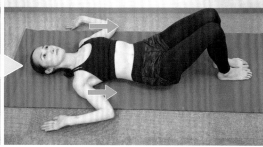
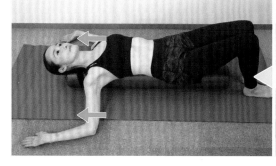
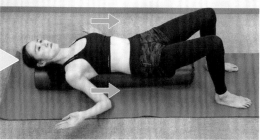

圖3-18 貼牆天使運動（站姿）

【目　　的】 改善肩關節外展・外轉活動範圍。進行胸大肌伸展運動。

【起始姿勢】 站在牆壁前面，肩關節外展並外轉。

【方　　法】 好比手肘在壁面上滑動，進行肩關節內收－外展運動。

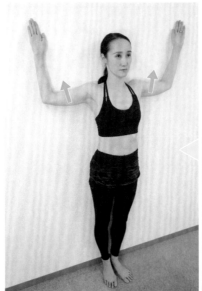 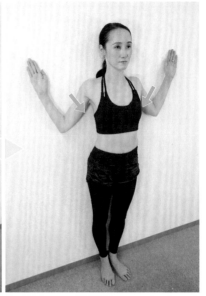

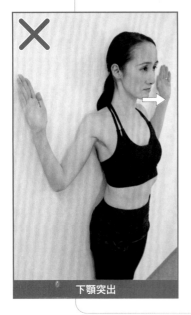
下顎突出

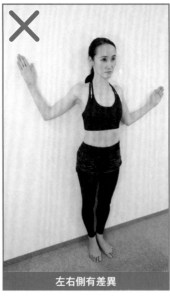
左右側有差異

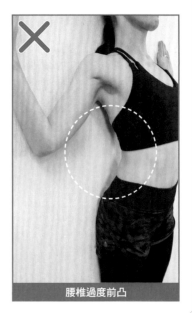
腰椎過度前凸

圖3-19 肩關節屈曲與胸椎伸展

【目　　的】 改善肩關節屈曲、胸椎伸展活動範圍。進行胸大肌、闊背肌伸展運動。

【起始姿勢】 採跪坐姿勢並將瑜珈滾輪置於雙手下方。

【方　　法】 好比雙手在瑜珈滾輪上滑動，進行胸椎伸展和肩關節屈曲運動。由於容易伴隨髖關節屈曲和骨盆後傾現象，伸展胸椎時特別留意不可出現腰椎前凸現象。

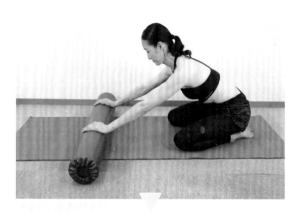

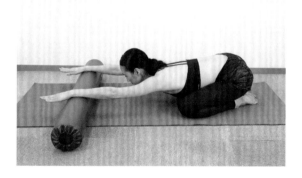

②胸椎運動操

構成胸廓的胸椎活動範圍受到胸骨和肋骨動作的影響，再加上與頸椎、腰椎活動範圍有連動關係，務必留意軀幹姿勢和活動方式。

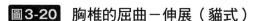

改善胸椎活動範圍的運動操

共通點

⬤ 有骨質疏鬆症或重度退化現象時，請勿操作以下介紹的運動操。
⬤ 務必留意不引起腰椎代償作用。
⬤ 胸椎多半有伸展・旋轉運動受限情況，務必指導患者姿勢等正確生活習慣。
⬤ 若出現肩胛骨、腰椎不穩等情況，可同時並用後續為大家介紹的打造穩定性運動操。

圖3-20 胸椎的屈曲－伸展（貓式）

【目　　的】 改善胸椎屈曲－伸展活動範圍。

【起始姿勢】 採膝關節屈曲於髖關節下方的四足跪姿。將雙手尺側置於瑜珈滾輪上。

【方　　法】 採四足跪姿並拱背呈圓形（胸椎屈曲）。接著如同將瑜珈滾輪向前推動般伸展胸椎。盡量避免髖關節屈曲和骨盆後傾造成腰椎伸展。伸展部位是中段胸椎，不是腰椎。

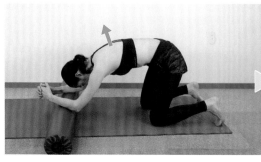
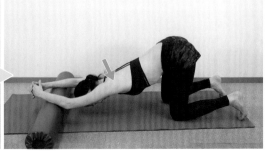

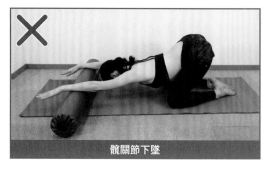

髖關節下墜

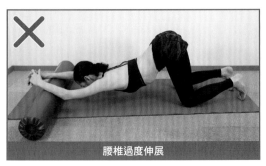

腰椎過度伸展

圖3-21 胸椎的屈曲－伸展（人面獅身式）

【目　　的】 改善胸椎屈曲－伸展活動範圍。

【起始姿勢】 採跪坐姿勢，雙手置於膝關節正前方。

【方　　法】 拱背呈圓形（胸椎屈曲）。接著如同將胸骨向前推出般伸展胸椎。重覆操作數次，然後維持伸展姿勢數秒。盡量避免髖關節屈曲和骨盆後傾造成腰椎伸展。伸展部位是中段胸椎，不是腰椎。

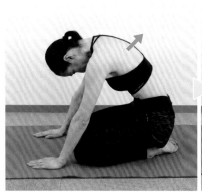 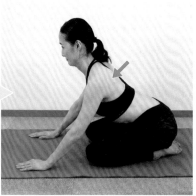

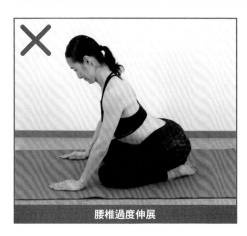

腰椎過度伸展

圖3-22 胸椎伸展（仰臥姿勢）

【目　　的】 改善中段胸椎的伸展活動範圍。
　　　　　　進行胸大肌伸展運動。

【起始姿勢】 採仰臥姿勢，將瑜珈滾輪或健身球置於胸椎下方，上肢外展並向上提起。出現頸椎疼痛現象
　　　　　　時，以雙手固定頸椎。疑似有椎基底動脈循環不全症的情況時，千萬不可以進行這項頸椎伸
　　　　　　展運動。

【方　　法】 為避免頸椎過度伸展，以收下顎的姿勢進行中段胸椎伸展運動。
　　　　　　透過上下搖動的方式，邊放鬆邊做操。

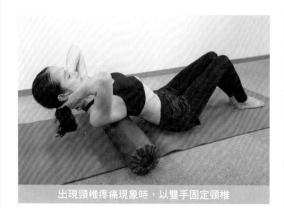
出現頸椎疼痛現象時，以雙手固定頸椎

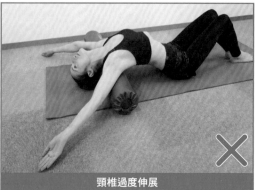
頸椎過度伸展

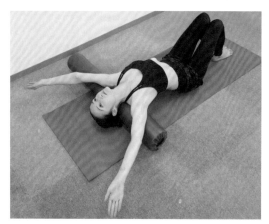

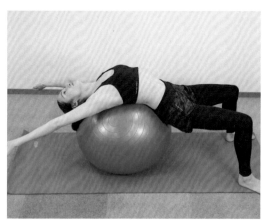

圖3-23 胸椎伸展（坐姿）

【目　　的】 改善中段胸椎的伸展活動範圍。

活用牆壁的運動操

【起始姿勢】 拿把椅子坐在牆壁前面。雙手前臂貼牆，如同靠在牆壁的姿勢。

【方　　法】 伸展胸椎，但注意不可過度伸展頸椎。
讓胸骨向前方移動，像是慢慢貼近牆壁一樣。

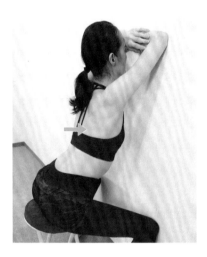 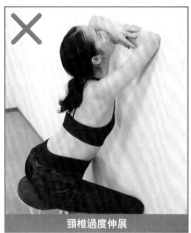

頸椎過度伸展

使用附椅背椅子的運動操

【起始姿勢】 淺坐於椅子上，讓椅背位置大約位於中段胸椎部位。
雙手固定頸椎以避免頸椎過度伸展。
在椅背上鋪條毛巾可避免造成背痛。

【方　　法】 以椅背作為固定點伸展胸椎。
雙手固定頸椎以避免過度伸展。
慢慢改變胸椎位置。

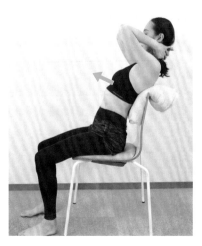 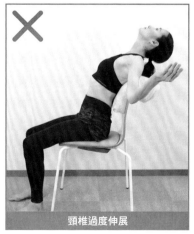

頸椎過度伸展

圖3-24 胸椎側屈（坐姿）

【目　　的】 改善胸椎側屈活動範圍。
改善平衡反應所需的胸廓柔軟度。

【起始姿勢】 骨盆稍微前傾的坐姿。

【方　　法】 頭部和雙肩在平行於地面的直線上向側邊移動，但注意骨盆不可向上浮起。
為了方便看出肩膀是否保持平衡，兩側上肢維持外展姿勢，也可以拿著類似棍棒的道具做操。
這項運動操著重在訓練往側邊移動的平衡反應所需要的脊柱左右對稱活動範圍與重心控制，不僅有助於預防高齡者跌倒，也能提升田徑選手的過彎能力。

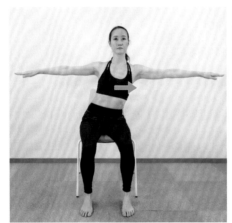
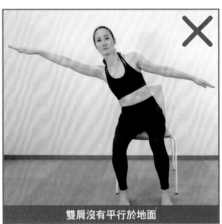

雙肩沒有平行於地面

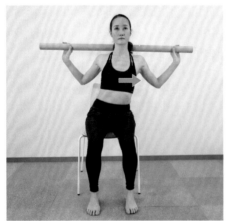
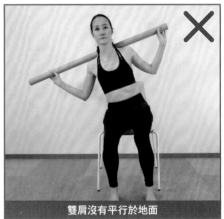

雙肩沒有平行於地面

圖3-25 胸椎旋轉（T4旋轉）

【目　　的】 改善以第4節胸椎為中心的旋轉活動範圍。

【起始姿勢】 採腳趾尖立起的跪坐姿勢，並以非旋轉側的前臂支撐體重。
骨盆後傾可避免腰椎前凸。旋轉側的手置於頸椎後方。
額頭貼地。

【方　　法】 以前臂支撐體重，肩胛骨外展以維持身體穩定性（促使前鋸肌運作）。
增加腹內壓以避免腰椎晃動。上肢往旋轉側水平外展的同時，頸椎和胸椎進行
伸展・旋轉運動。並非使用腰部肌肉，而是使用前鋸肌、菱形肌、斜方肌中
束纖維・下束纖維等胸背部肌肉進行胸椎旋轉運動（並非仰賴腹斜肌進行旋
轉運動）。

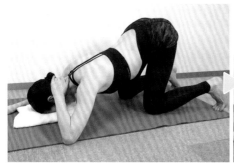 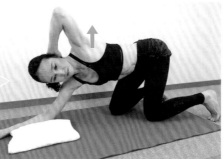

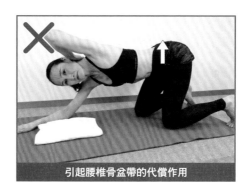

引起腰椎骨盆帶的代償作用

圖3-26 胸椎旋轉（毛巾鬆動術）

【目　　的】 改善胸椎、肋骨的旋轉活動範圍。
　　　　　　 針對背部軟組織進行自主鬆動術（自主動態關節鬆動術）。

【起始姿勢】 採坐姿。

【方　　法】 雙手各拉著毛巾的一端，上下錯開。向右側旋轉時，右手往斜上方拉動，左手
　　　　　　 往斜下方拉動，透過毛巾誘導胸椎進行旋轉運動（自主輔助運動）。

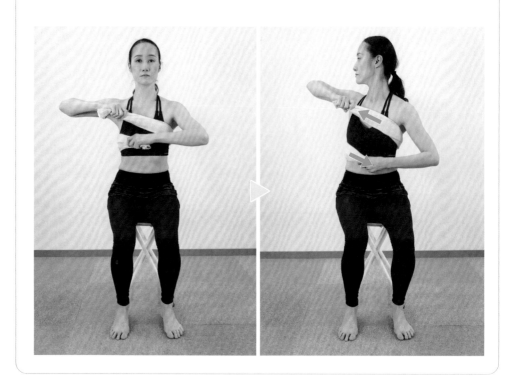

③髖關節運動操

髖關節的活動範圍經腰椎骨盆帶影響全身軀幹，做操時務必留意軀幹姿勢。

改善髖關節活動範圍的運動操

共通點

避免產生腰椎的代償動作。
出現腰椎不穩的情況下，可同時並用後續為大家介紹的打造穩定性運動操。

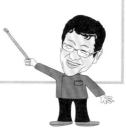

圖3-27 改善髖關節屈曲活動範圍（仰臥姿勢）

【目 的】 改善髖關節屈曲活動範圍。

【起始姿勢】 採仰臥姿勢。
髖關節和膝關節維持屈曲姿勢（於小腿下方擺放一把椅子或健身球）。
於腰椎下方擺放毛巾以維持腰椎前凸姿勢。

【方 法】 有意識地使用髂腰肌，盡可能維持髖關節屈曲姿勢。
增加腹內壓以避免骨盆後傾。

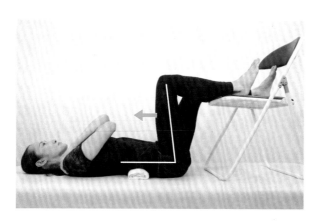

圖3-28 改善髖關節屈曲活動範圍（坐姿）

【目　　的】　改善髖關節屈曲活動範圍。

【起始姿勢】　採坐在椅子或床上的坐姿。雙手交握於腦後且擴胸，避免胸
　　　　　　椎後凸與骨盆後傾。

【方　　法】　有意識地使用髂腰肌，盡可能維持髖關節屈曲姿勢。
　　　　　　增加腹內壓以避免骨盆後傾。

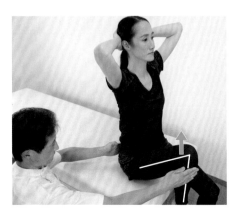
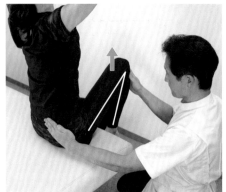

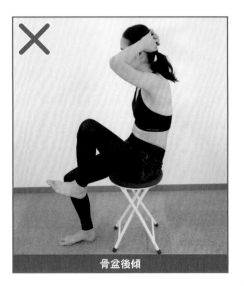

骨盆後傾

圖3-29　改善髖關節屈曲活動範圍（站姿）

【目　　的】 改善髖關節屈曲活動範圍。

【起始姿勢】 站在牆壁前面，用雙手支撐身體重量。

【方　　法】 有意識地使用髂腰肌，盡可能維持髖關節屈曲姿勢。
增加腹內壓以避免骨盆後傾。

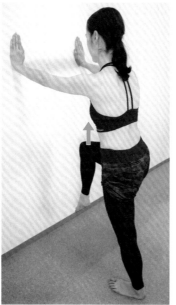
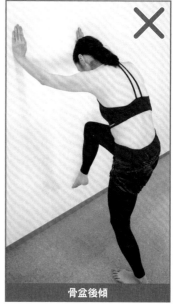

骨盆後傾

圖3-30　改善髖關節屈曲活動範圍（提大腿走）

【目　　的】 改善髖關節屈曲活動範圍。

【起始姿勢】 採站姿，提起大腿向前走。

【方　　法】 兩側下肢交替抬高向前走。
保持胸椎伸展，腰椎位於正中位置，增加腹內壓以避免骨盆後傾。

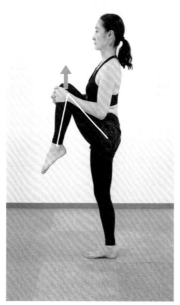
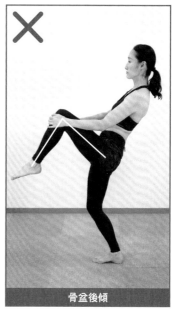

骨盆後傾

圖3-31 改善髖關節屈曲活動範圍（屈曲跳）

【目　　的】 改善髖關節屈曲活動範圍。

【起始姿勢】 站在檯子前方，膝關節輕度屈曲。

【方　　法】 以雙腳起跳方式跳躍至檯子上。增加腹內壓以避免骨盆後傾。最終著地姿勢為
小腿與軀幹呈平行的正確深蹲姿勢。跳躍至檯子上後無法做出這個正確姿勢
時，請降低檯子高度。
想提高難度時，可以增設一些障礙物供連續跳躍。

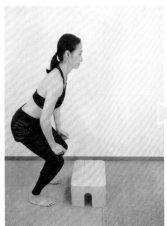
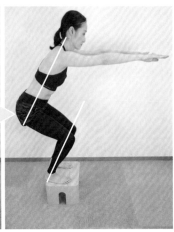

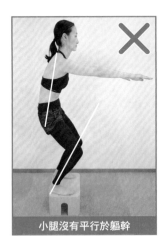

小腿沒有平行於軀幹

圖3-32 改善下肢伸展上提活動範圍（反向直膝抬腿）

【目　　的】 改善SLR（直膝抬腿）活動範圍。伸展膕旁肌群。

【起始姿勢】 採站姿。

【方　　法】 扶著牆壁或扶手。
伸展側下肢採膝關節屈曲的站立姿勢，上半身向前傾的同時抬起對側下肢。軀幹和抬起的下肢呈一直線。慢慢伸直伸展側膝關節的同時收縮股四頭肌。

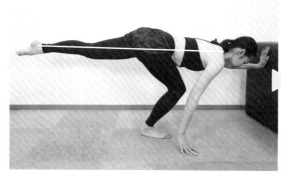 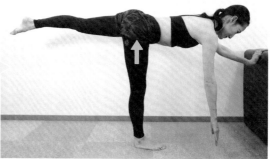

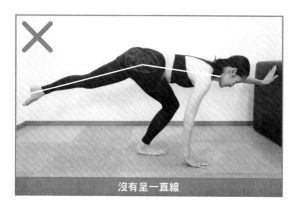

沒有呈一直線

圖3-33 改善髖關節伸展活動範圍
（髖關節屈肌群鬆動術）

【目　　的】　改善髖關節的伸展活動範圍。

【起始姿勢】　單腳立膝於軟墊上做操。

【方　　法】　進行後方下肢的髖關節伸展運動，增加腹內壓以避免腰椎前凸。有意識地收縮
　　　　　　　臀大肌以促使髖關節運作。
　　　　　　　於伸展姿勢停留2秒左右。

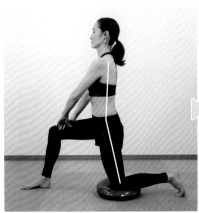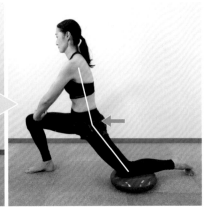

圖3-34 改善髖關節伸展活動範圍（功能性前伸）

【目　　的】　改善髖關節的伸展活動範圍。

【起始姿勢】　採站姿。

【方　　法】　扶著牆壁或扶手，伸展側下肢向後方拉伸，增加腹內壓以避免腰椎前凸。有意
　　　　　　　識地收縮臀大肌以促使髖關節運作。為減少腳趾尖與地板之間的摩擦阻力，可
　　　　　　　以擺放滑步器或鋪毛巾。

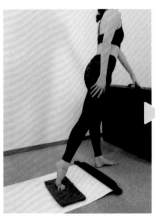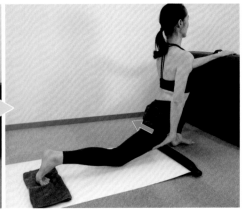

圖3-35 改善髖關節屈曲・外展・外轉活動範圍（開腳屈伸）

【目　　的】 改善髖關節屈曲・外展・外轉活動範圍。

【起始姿勢】 站立並以小腿垂直於地面的姿勢張開雙腳。若覺得姿勢不穩，可以貼牆站立。
上肢外展並外轉，雙手交握於腦後且張開胸口。

【方　　法】 從開腳姿勢進一步藉由重力向下蹲，讓雙腳張開的角度變得更大。蹲到定點後立刻站起身並
恢復起始的開腳姿勢。站起身時有意識地收縮臀大肌。重覆數次腰部上下移動的動作。

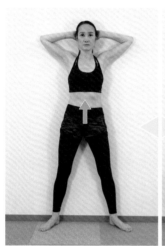 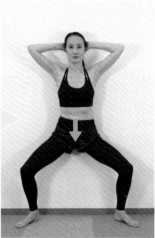 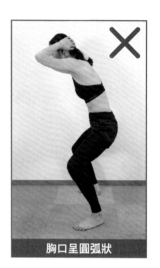

胸口呈圓弧狀

圖3-36 改善髖關節屈曲・外展・外轉活動範圍（開腳跳躍）

【目　　的】 改善髖關節屈曲・外
展・外轉活動範圍。

【起始姿勢】 站立並以小腿垂直於地
面的姿勢張開雙腳。上
肢外展並外轉，雙手交
握於腦後且張開胸口。

【方　　法】 從開腳姿勢進一步藉由
重力向下蹲，讓雙腳張
開的角度變得更大。像
是將雙腳向上拉一般，
輕輕往上跳躍。

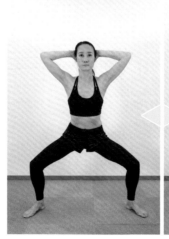 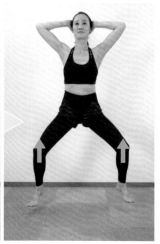

圖3-37 改善髖關節屈曲・外展・外轉活動範圍（怪物走路 Monster Walk）

【目　的】 改善髖關節屈曲・外展・外轉活動範圍。

【起始姿勢】 站立並以小腿垂直於地面的姿勢張開雙腳。上肢外展並外轉，雙手交握於腦後且張開胸口。

【方　法】 從開腳姿勢進一步藉由重力向下蹲，讓雙腳張開的角度變得更大。然後以這個姿勢像是將膝蓋往前推送般向前走。

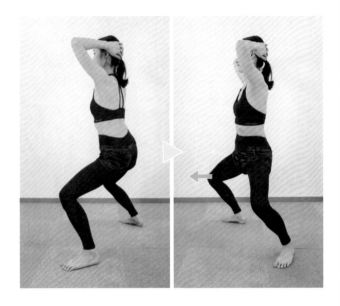

圖3-38 改善髖關節內收活動範圍（骨盆落下）

【目　的】 改善站立腳側髖關節的內收活動範圍。強化臀中肌。

【起始姿勢】 單腳站立於檯子或階梯上。覺得身體不穩時，扶著牆壁或扶手。

【方　法】 非站立腳側的髖關節慢慢落下。為了讓站立腳側的髖關節進行內收運動，必須保持軀幹筆直。來到活動範圍最大角度後停留數秒，接著慢慢將髖關節向上拉（臀中肌進行離心收縮－等長收縮－向心收縮運動）。

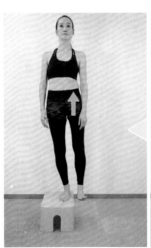 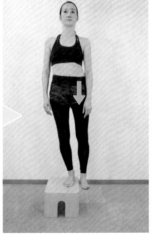 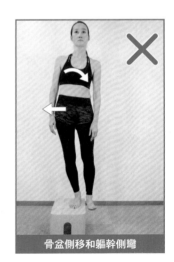

骨盆側移和軀幹側彎

圖3-39 改善髖關節屈曲・外轉活動範圍（4字型伸展）

【目　的】 改善髖關節屈曲・外轉活動範圍。

【起始姿勢】 握著扶手的站立姿勢。

【方　法】 將伸展側的小腿擺在另一側下肢的大腿上。慢慢向下蹲並維持這個姿勢數秒。

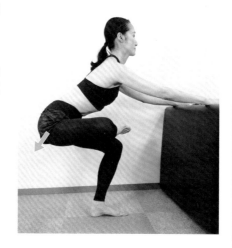

圖3-40 改善髖關節外轉・內轉活動範圍（Shin Box）

【目　的】 改善髖關節外轉・內轉活動範圍。

【起始姿勢】 採取一側髖關節內轉，一側髖關節外轉的坐姿。

【方　法】 採髖關節和膝關節皆屈曲90度的姿勢，軀幹垂直於地面。一開始無法擺出正確姿勢也沒關係，但盡量練習到左右側沒有差異的姿勢。

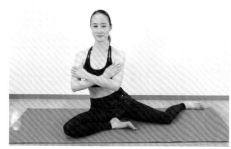
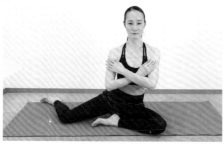

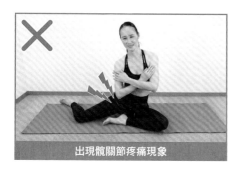
出現髖關節疼痛現象

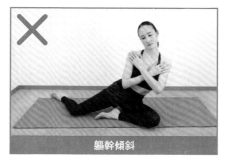
軀幹傾斜

圖3-41 改善髖關節內轉活動範圍（雨刷運動操）

【目　　的】 改善髖關節內轉活動範圍。

【起始姿勢】 採膝關節屈曲90度的俯臥姿勢。

【方　　法】 從雙側足跟內側貼合的姿勢慢慢讓雙側髖關節進行內轉運動。
來到活動範圍最大角度後停留數秒，然後慢慢恢復原狀。
如雨刷的動作慢慢重覆內轉－外轉運動，然後逐漸加大活動範圍（髖關節內轉
肌群進行離心收縮－等長收縮－向心收縮運動）。

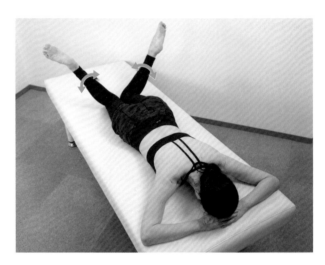

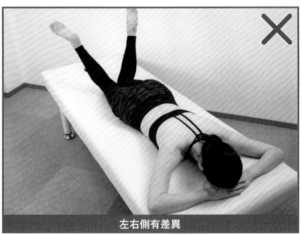

左右側有差異

④踝關節運動操

基本上，踝關節活動範圍都發生在負重姿勢下，所以必須在不會引發疼痛的範圍內做操。

改善踝關節活動範圍運動操

共通點

● 以足跟－拇趾球－小趾球3點平均支撐體重，進行踝關節背屈運動。
● 注意做操時不要破壞足弓。

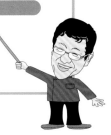

髖關節和小腿外轉後，後足部變成旋後姿勢，為了避免拇趾球離地，前足部必須旋前。

進行小腿三頭肌的伸展運動之前，請先練習3點支撐體重（**圖3-42**）。

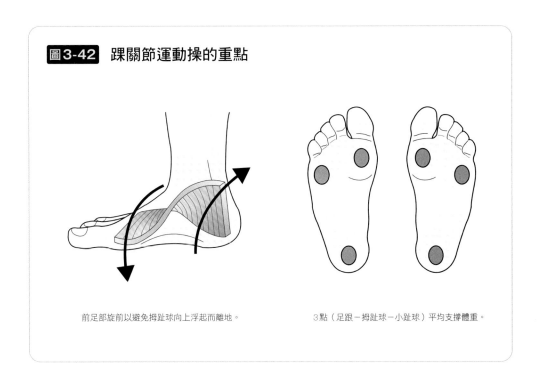

圖3-42 **踝關節運動操的重點**

前足部旋前以避免拇趾球向上浮起而離地。　　　3點（足跟－拇趾球－小趾球）平均支撐體重。

圖3-43 確認踝關節背屈活動度

【目　　的】改善踝關節背屈活動範圍。

【起始姿勢】從腳趾尖貼牆姿勢開始。

【方　　法】腳趾尖1公分1公分慢慢離開牆壁。
　　　　　　重心置於足跟，在不發生旋後的情況下進行背屈運動到極限。

【標　　準】大約離牆8公分的程度。

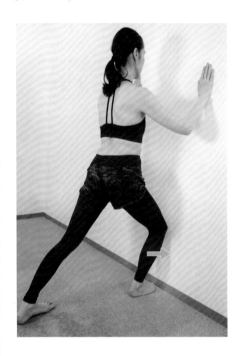
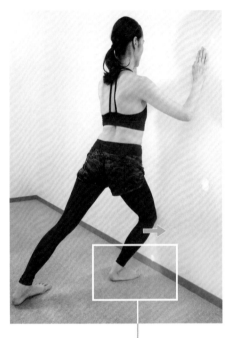

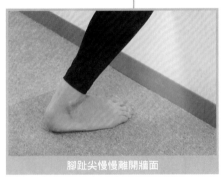

腳趾尖慢慢離開牆面

圖3-44 腳踝滾動（Ankle Rocker）

【目 的】 改善踝關節背屈活動範圍。

【起始姿勢】 面向牆壁站立。

【方 法】 以伸展側下肢支撐體重，對側腳像單擺一樣向前方擺動。這時雙手撐住牆壁，快速推牆以恢復起始姿勢。利用單擺動作慢慢增加踝關節背屈活動範圍。

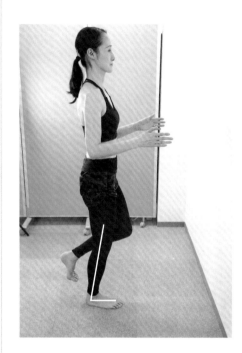
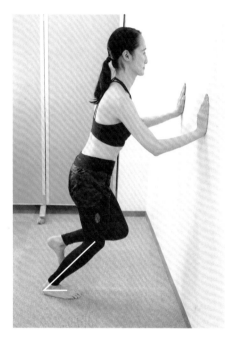

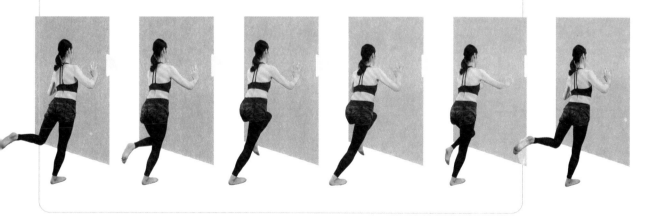

圖3-45　自主踝關節背屈動態關節鬆動術（Mulligan Self Mwm）

【目　　的】改善踝關節背屈活動範圍。

【起始姿勢】將進行鬆動術的腳置於檯子上，用皮帶或毛巾套住距骨部位並固定於後方。

【方　　法】於施加負荷的狀態下進行踝關節背屈運動。

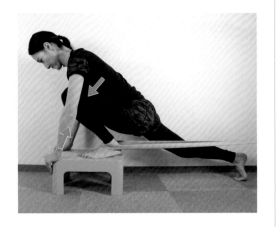

圖3-46　斜坡深蹲

【目　　的】改善踝關節背屈活動範圍。

【起始姿勢】站在10度左右的斜坡或可調式三角拉筋板上，膝關節輕度屈曲。

【方　　法】保持足跟貼地，慢慢向下蹲。
維持正確姿勢可避免向後傾倒。為了防止腳趾伸展，務必緊緊抓住地板。脊柱維持在正中位置，髖關節盡量屈曲且骨盆前傾。活用髂腰肌、膕旁肌群、脛前肌使重心維持在前方。脛前肌強烈收縮使小腿前傾，可以避免重心向後移動。

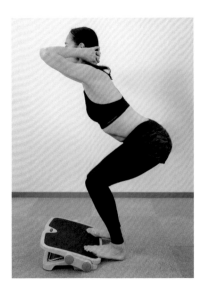

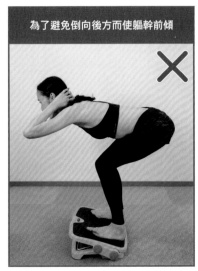

為了避免倒向後方而使軀幹前傾

圖3-47 距骨上的脛骨外轉－內轉（擺腿）

【目　　的】 改善距骨上的脛骨外轉－內轉活動範圍。
強化足弓運作。

【起始姿勢】 雙手抓握扶手站立，膝關節輕度屈曲。
足部3點支撐體重，前足部旋前，避免拇趾球浮起離開地面。

【方　　法】 抬起一側下肢，像單擺一樣左右搖擺。支撐腳距骨上的脛骨進行外轉運動，後
足部進行旋後運動。藉由施加負荷於拇趾球上以促使前足部進行旋前運動（為
了避免拇趾球離地，也可以在拇趾球下方擺放彈力帶給予反饋）。

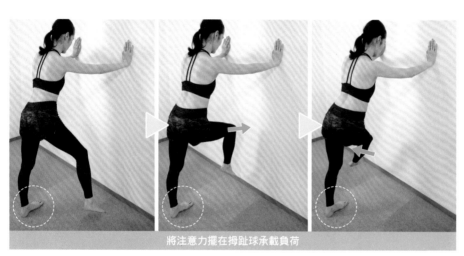

將注意力擺在拇趾球承載負荷

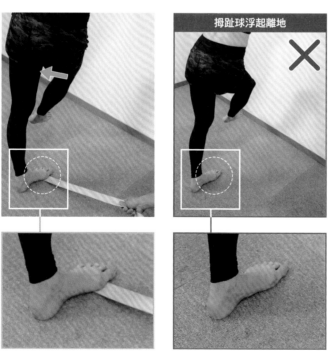

拇趾球浮起離地

圖3-48 　下肢交替屈曲（靜態原地跑）

【目　　的】　改善踝關節背屈活動範圍。

【起始姿勢】　站在牆壁前面，身體前傾並以雙手支撐身體重量。

【方　　法】　於前傾姿勢下，下肢有節奏地交替屈曲。
　　　　　　　站立腳側的軀幹與下肢呈一直線。

【活　　用】　以這個姿勢爬斜坡。

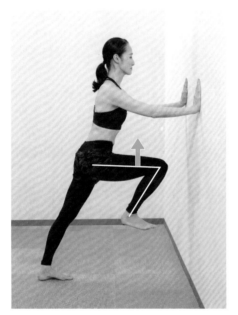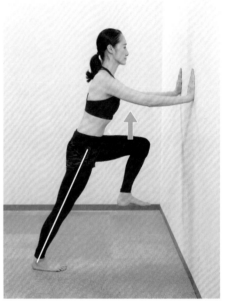

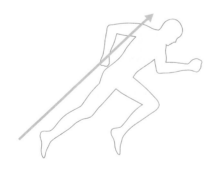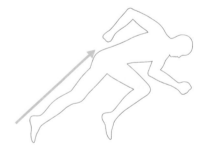

正確姿勢　　　　　　　　　　　　　　　錯誤姿勢

下肢與軀幹呈一直線　　　　　　　　　　　　髖關節屈曲

圖3-49 棒式姿勢下以腳趾尖搖晃身體頭側－尾側

【目　　的】 改善踝關節背屈活動範圍。

【起始姿勢】 採瑜珈的棒式姿勢。

【方　　法】 增加腹內壓以穩定軀幹。

肩胛骨下壓並進行外展與外轉運動，前鋸肌確實收縮以穩定肩胛骨。用雙側前臂與雙腳腳趾支撐身體重量，進行踝關節背屈－蹠屈運動，讓身體從頭側－尾側搖擺。

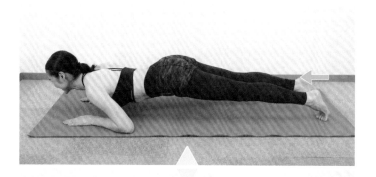

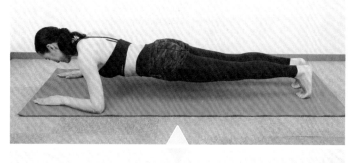

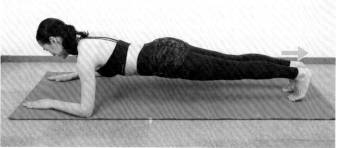

3. 實際操作打造穩定性運動操

　　打造穩定性運動操，從字面上看來給人關節固定不動的印象，但實際上，**這個運動操的目的並非固定不動，而是學習面對外來刺激時，如何保持關節位於中位的運動控制。**不是單純強化腹肌和背肌。

　　下段頸椎、肩帶、腰椎、膝關節、足部關節等都是需要穩定性的關節，尤其肩帶、腰椎、骨盆更是與軀幹的穩定性有著密不可分的關係，因此在這個章節中，將針對打造肩帶、腰椎、骨盆穩定性的運動操進行詳細解說。

　　打造軀幹穩定性時，掌握呼吸格外重要，必須於增加腹內壓（inter abdominal presser，IAP）的狀態下進行呼吸運動。這和所謂的腹式呼吸不一樣。一般正常呼吸中，吐氣時腹內壓增加，但吸氣時腹內壓一舉下降。而我們要練習的是即便吸氣也要維持一定腹內壓的呼吸運動。換句話說，讓身體在潛意識中也能進行維持腹內壓的呼吸運動。吸氣時腹內壓降低的情況下，若再遇上外力施加於腰椎，恐會造成腰椎承受過大負荷。

　　增加腹內壓的方法有以下幾種，澳洲昆士蘭大學（Jull、Hodges等人）提出的藉由腹橫肌等深層肌肉同時收縮以收緊下腹部、捷克布拉格學院（Korra）提出的透過動態神經肌肉穩定術（DNS）進行腹內壓訓練（4～5個月大嬰兒的腹部），以及加拿大滑鐵盧大學（McGill）提出的腹部繃緊訓練（腹部脹硬且在不改變腹部形狀的狀態下呼吸）等等。

　　本書主要採用McGill提出的腹部繃緊訓練，並針對此訓練進行解說。一旦腹內壓下降，無論操作什麼運動操都不具意義。進行打造穩定性運動操之前，務必先練習維持腹內壓狀態的呼吸法，並且學習控制腰椎位於中位，最後再加入上下肢動作，慢慢增加負荷。

1）打造穩定性運動操的適應症

許多患者都需要打造穩定性運動操，尤其有下述情況的人更是需要。

- 針對關節或軟組織進行徒手治療和姿勢矯正，但在減輕疼痛、提升活動力和耐力方面並沒有明顯成效。
- 肌肉失調或不適當運動模式造成關節功能障礙、激痛點慢性化。
- 工作、運動或生活上需要高度活動力。
- 疾病可能演變成重症，或者既往病史可能演變成慢性病。
- 理解並積極想要接受運動治療。

2）打造穩定性運動操的操作方式

請依循下述順序操作打造穩定性運動操。

- 起初先以負荷較小的姿勢操作一些簡單動作，盡量在穩定性強的平面（接觸面積較大的狀態）上做操。
- 熟悉簡單動作後，再進一步操作複雜且強度較高的運動操。
- 仰臥姿勢、四足跪姿、坐姿、站姿，依序在抗重力姿勢下做操。
- 剛開始睜開眼睛做操，接著在閉眼狀態下做操。
- 在稍不穩定的平面上做操，或者搭配數種運動模式讓做操組合複雜化。
- 慢慢進展到高強度運動操，但務必注意，提升負荷的情況下也必須保持正確的運動模式，否則會影響運動品質。
- 做操時每個動作最長10秒，而且要慢慢做。能夠正確操作10次後，再進展至稍有難度的運動操。

3）實際操作腹內壓呼吸運動操

①胸廓與骨盆的正確位置

橫膈膜平行於骨盆底的情況下，腰椎位於正中位置（**圖3-50** - **a**）。但實際上要指導患者採取這樣的姿勢並不容易。筆者向來會先請患者於坐姿或站姿狀態下，採取各種會改變胸廓與骨盆位置的姿勢。接著於各種姿勢下，在患者雙肩上垂直施加輕度壓力，當骨盆位於中位時，患者應該感覺得出來腰椎所承受的負荷最小（**圖3-51**）。

圖3-50 胸廓與骨盆的位置

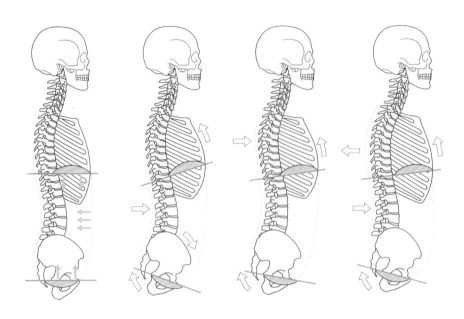

橫膈膜平行於骨盆底的情況下，腰椎位於正中位置。

圖3-51 確認胸廓與骨盆的位置

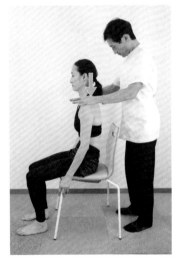

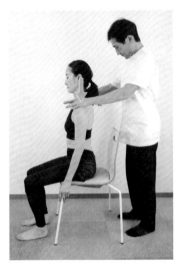

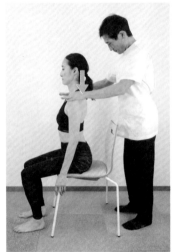

骨盆後傾　　　　　　　　　　骨盆位於中位　　　　　　　　　　骨盆前傾

於各種姿勢下，治療師在患者雙肩上垂直施加輕度壓力。
骨盆位於中位時，感覺得出來腰椎所承受的負荷最小。

②腰椎位於中位（正中位置）

學習腰椎位於中位（正中位置）（圖3-52）。具體方法如下所示。

起始姿勢（圖3-52 - a ）

採髖關節和膝關節屈曲的仰臥姿勢。上肢置於身體側邊，手掌側貼於地面（仰臥姿勢熟練後，可以改採坐姿、站姿等不同姿勢進行練習）。

方法

治療師將手置於患者腹部，指示患者如向上頂開治療師的手般，挺起腹部促使骨盆前傾與腰椎前凸（圖3-52 - b ）。

治療師接著將手置於患者腰部下方，給予反饋的同時，讓患者如向下擠壓治療師的手般，促使骨盆後傾與減少腰椎前凸（圖3-52 - c ）。

治療師讓患者進行腰椎前凸‧後凸的主動輔助運動並從旁給予協助。藉此讓患者慢慢保持腰椎位於功能性活動範圍的中位（正中位置）。

讓身體記住在中位（正中位置）的同時也促使腹肌群和腰部伸展肌群收縮，並停止腰椎動作。（圖3-52 - d ）

圖3-52　確認腰椎位於中位

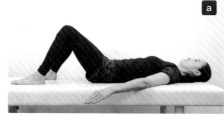

起始姿勢

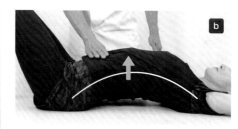

確認腰椎前凸活動範圍

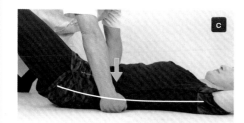

確認腰椎後凸活動範圍

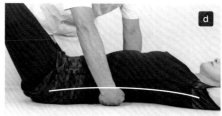

保持中位

 a ：以屈膝的仰臥姿勢作為起始姿勢。
 b c ：確認從腰椎前凸姿勢到腰椎後凸姿勢的主動運動活動範圍。
 d ：治療師或自己將手置於腰部下方，在手部MP關節（掌指關節）深入至腰部下方的程度時，停止腰椎動作，這個位置就是中位。練習讓腰椎隨時保持在這個位置。

③增加腹內壓的方法（腹部繃緊）

為了讓腰椎維持在中位（正中位置）並增加腹內壓，必須勤加練習讓腹肌群和腰部伸肌群同時收縮。

起始姿勢（ 圖3-53 ）

● 採取髖關節和膝關節屈曲的仰臥姿勢。單側手置於腰部下方，監測腰椎動作（手部MP關節深入至腰部下方的程度）。仰臥姿勢熟練後，改採坐姿、站姿等不同姿勢進行練習。

方法

● 患者平穩且緩慢呼吸，慢慢吐氣時胸廓下降。為避免胸廓上提，腹肌群進行等長收縮以固定胸廓。隨時注意下段肋骨由側邊向後方擴展，維持正常呼吸。

● 治療師將手指置於患者側腹部並輕輕加壓。

圖3-53 增加腹內壓（腹部繃緊）的方法

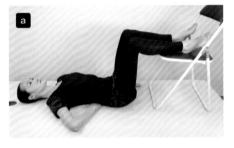
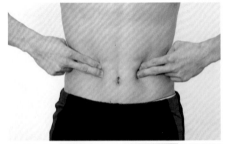
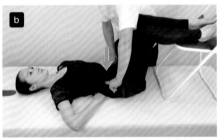
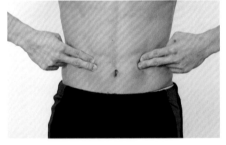
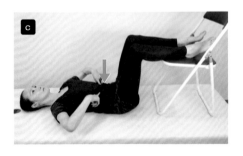

a：採髖關節和膝關節屈曲的仰臥姿勢，單側手置於腰部下方（手部MP關節深入至腰部下方的程度）。

b：治療師將手指置於患者側腹部並輕輕加壓。指示患者脹硬側腹部並推向外側。

c：請患者將自己的手指於側腹部，自行練習輕輕加壓等上述動作。

◎請患者用力繃緊整個腹部，像是要抵抗手指的力量。想像肚子裡放了一顆球，這顆球因為腹肌群和腰部伸肌群同時收縮而變硬。

◎假設最大收縮強度為100％，練習將腹內壓強度分別控制為5％、20％、50％、80％。

◎接著請患者將自己的手指置於側腹部，自行練習輕輕加壓等同樣動作。

◎進行腹部繃緊練習時，千萬勿憋氣，要保持正常呼吸。透過繃緊以維持腹內壓的同時，進行控制呼吸的練習。吸氣容易造成腹內壓下降，所以要練習到維持腹內壓與呼吸能夠個別運作。

◎不同於腹式呼吸，這裡採用不改變腹部形狀的呼吸方式。吸氣時想像下段胸廓從側邊往後方擴展。

④腹內壓（腹部繃緊）的強度

　面對來自四面八方的外力時，為了穩定腰椎，肌肉必須收縮緊繃以構築防護網。大家或許看過用於保護樹木，不讓雪的重量壓斷樹枝的「雪吊」，透過放射狀固定的繩索阻擋大雪和強風（**圖3-54**）。腰椎好比雪吊，除了需要強化特定肌肉，作用於全身軀幹的所有肌肉也都需要適度張力。

　不需要隨時維持最大收縮，但必須依照腰椎所承受的外力強度，隨時調整腹內壓。如 **圖3-55** 所示，McGill列舉一些動作時需要的腹部繃緊強度。

圖3-54 穩定腰椎需要全身肌肉共同合作

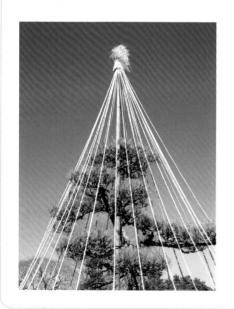

腰椎好比雪吊，除了需要強化特定肌肉，作用於全身軀幹的所有肌肉也都需要適度張力。

圖3-55 腹內壓強度

腹內壓強度（最大收縮）
1. 日常動作 ····················· 2～5%
2. 提起物體 ····················· 5～20%
3. 跳躍等 ························· 25%
4. 盡最大力量提起重物 ····· 50%以上

McGill S. Low back disorders

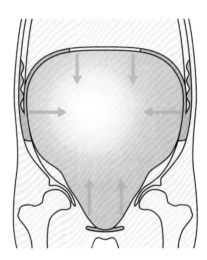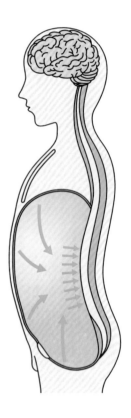

4）打造穩定性運動操範例

打造穩定性運動操

> **共通點**

- 不操作會誘發疼痛的運動操。
- 於腹內壓增加的繃緊狀態下操作運動操。
- 出現以下徵兆時，降低運動操強度。
  1. 無法順利控制呼吸
  2. 無法維持腰椎位於正中位置
  3. 出現肩胛骨上提、肩胛骨內轉姿勢（翼狀肩胛）
- 不用做到完美，以比現在好一些為目標即可。

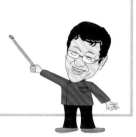

1. 腹部繃緊與活躍腹肌群

【目　　的】 活躍腹肌群並進一步強化。

【起始姿勢】 單側下肢屈曲的仰臥姿勢。
　　　　　　 患者的手置於腰部下方，監測腰椎動作（**a**）。

【方　　法】 頸部不屈曲且維持腰椎正中位置的狀態下，胸椎彎曲使頭部離開地面。這時必須腹部
　　　　　　 繃緊以確保腰椎不動（**b**）。

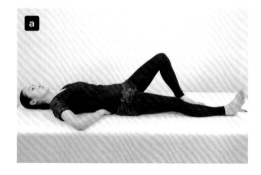
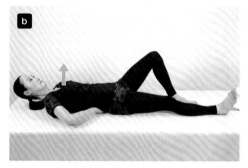

2. 腹內壓訓練（4～5個月大的嬰兒姿勢）

【目　　的】 於腹內壓上升且腰椎穩定的狀態下進行呼吸運動。

【起始姿勢】 採髖關節和膝關節屈曲90度的仰臥姿勢。

【方　　法】 於仰臥姿勢下進行腹部繃緊運動。
等級1 使用椅子等具穩定性的平台（ a ）。
等級2 使用健身球等不具穩定性的器材（ b ）。
等級3 下肢下方不擺放任何支撐物體，靠自己的力量維持於空中（ c ）。
單側手置於腰椎下方，監測腰椎是否位於正中位置（ d ）。

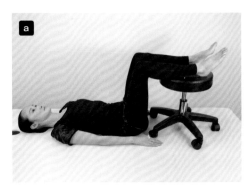

等級1 椅子

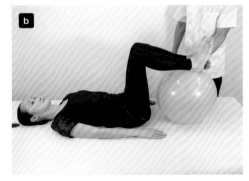

等級2 健身球

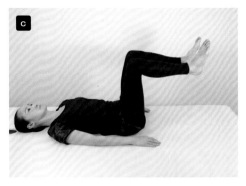

等級3 沒有支撐物

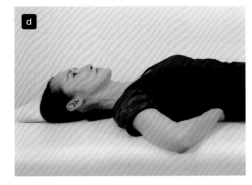

將手置於腰椎下方，確實掌握腰椎動作

3. 腹內壓訓練（健身球1）

【目　　的】 於腹內壓上升且腰椎穩定的狀態下進行呼吸運動。

【起始姿勢】 採髖關節和膝關節屈曲90度的仰臥姿勢。
　　　　　　 兩側下肢置於健身球上。
　　　　　　 大腿與上肢之間再夾一顆健身球以保持兩者之間的距離。

【方　　法】 進行腹部繃緊運動操。
　　　　　　 以大腿和上肢輕輕壓迫腹部上方的健身球。特別留意腰椎不能跟著動。

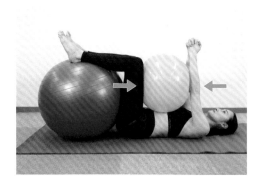
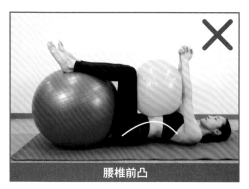

4. 腹內壓訓練（健身球2）

【目　　的】 於腹內壓上升且腰椎穩定的狀態下進行呼吸運動。

【起始姿勢】 採髖關節和膝關節屈曲90度的仰臥姿勢。
　　　　　　 兩側下肢置於健身球上。
　　　　　　 大腿與上肢之間再夾一顆健身球以保持兩者之間的距離。

【方　　法】 熟悉 **3.腹內壓訓練（健身球1）** 運動操後，治療師開始慢慢加入轉動健身球的動作。
　　　　　　 為避免破壞起始姿勢，先進行數秒就好，然後稍微放鬆一下。接著治療師再反向轉動
　　　　　　 健身球，同樣施以阻力。

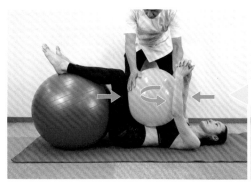
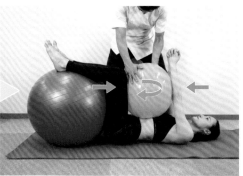

5. 腹內壓訓練（健身球3）

【目　　的】 於腹內壓上升且腰椎穩定的狀態下進行呼吸運動。

【起始姿勢】 採仰臥姿勢，用手和腳同時支撐健身球。

【方　　法】 進行腹部繃緊運動操。
　　　　　　使用雙手和雙腳上下移動健身球。
　　　　　　使用雙手和雙腳轉動健身球。
　　　　　　特別留意腰椎不能跟著動。

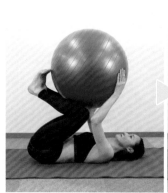 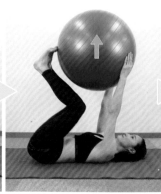 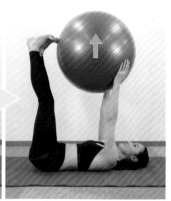

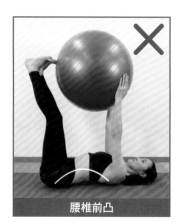

腰椎前凸

6. 腹內壓訓練（翻身）

【目　　的】　於腹內壓上升且腰椎穩定的狀態下進行呼吸運動。

【起始姿勢】　採髖關節和膝關節屈曲90度的仰臥姿勢。

【方　　法】　進行腹部繃緊運動操。兩側下肢置於健身球上。先小範圍地左右滾動軀幹，注意勿改變骨盆和胸廓位置。熟悉動作後，慢慢加大滾動範圍。另外，為了維持大腿與上肢的相對位置，兩者必須同時動作。大家也可以拿著健身球做操。

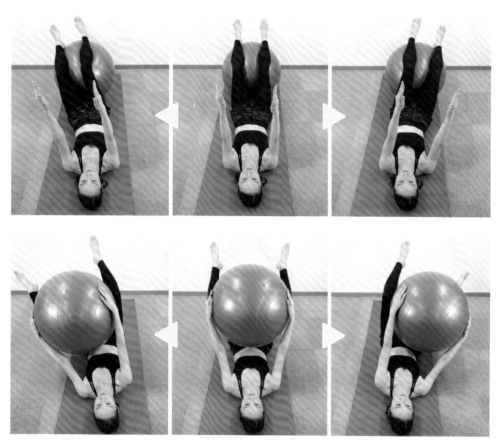

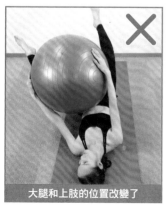

大腿和上肢的位置改變了

7. 仰臥姿勢上肢提舉

【目　　的】 於腹部繃緊狀態下，進行軀幹與上肢的分離運動。

【起始姿勢】 採兩側下肢屈曲的仰臥姿勢（a）。

【方　　法】 進行腹部繃緊運動操。
兩側上肢向上提舉（b）。這時候注意患者的腰椎不要出現前凸姿勢。
上肢無法做到最大屈曲的情況下，治療師以自己的上肢為目標點，讓患者可以在腰椎穩定且輕鬆提舉上肢的範圍內做操（c）。

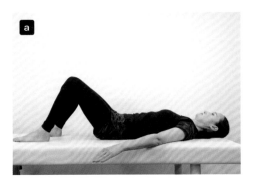

起始姿勢

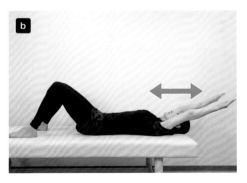

向上提舉上肢且腰椎不前凸

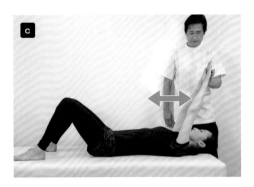

無法順利控制腰椎不前凸的情況下，以治療師的上肢為目標點，控制肩關節運動

8. 仰臥姿勢下肢提舉（空中踏步）

【目　　的】　於腹部繃緊狀態下，進行軀幹與下肢的分離運動。

【起始姿勢】　採兩側下肢屈曲的仰臥姿勢。

患者的手置於腰部下方，監測腰椎動作。

【方　　法】　進行腹部繃緊運動操。為避免產生腰椎前凸現象，單側下肢的髖關節和膝關節慢慢彎曲，然後再恢復至原本位置（ⓐ）。對側下肢同樣彎曲後恢復原本位置。務必確認一連串動作中都不能伴隨腰椎前凸現象。於腰椎不前凸的狀態下，兩側下肢交替進行屈曲・伸展運動。下肢恢復原位時不著地，立刻再進行屈曲運動（ⓑ）。伸直下肢時若無法確實控制腰椎不前凸，則縮小活動範圍，在最安全的範圍內做操（ⓒ）。

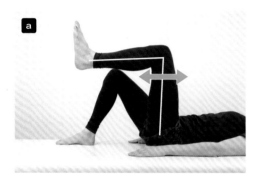

軀幹與下肢的分離運動

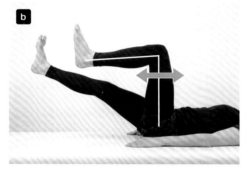

軀幹與下肢的分離運動（另一種方法）

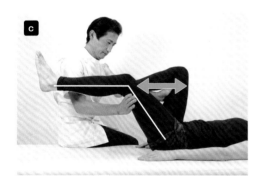

無法確實控制腰椎不前凸時，則縮小活動範圍

9. 仰臥姿勢上下肢提舉

【目　　的】 於腹部繃緊狀態下，進行軀幹與四肢的分離運動。

【起始姿勢】 於仰臥姿勢下做操。

【方　　法】 進行腹部繃緊運動操。

在不引起腰椎前凸的情況下，進行上肢・下肢的組合運動（ⓐ）。

無法順利控制腰椎而產生骨盆旋轉和腰椎前凸現象時，治療師用手輔助限制活動範圍，或者讓患者在能夠自我控制腰椎的範圍內做操（ⓑ）。

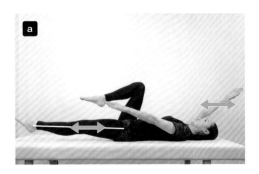 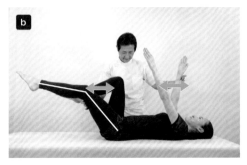

上下肢組合運動　　　　　　　　　　　　　　　　　　無法順利控制腰椎時，縮小活動範圍

10. 仰臥姿勢　上肢提舉狀態下打造軀幹穩定性

【目　　的】 於腹部繃緊狀態下，進行軀幹與四肢的分離運動。

【起始姿勢】 採仰臥姿勢並朝頭頂上方提舉上肢，雙手撐在牆壁上。

【方　　法】 進行腹部繃緊運動，使胸廓不會因提舉上肢而跟著上升。

保持髖關節和膝關節屈曲90度。

這時候務必留意腰椎不前凸。

只要能夠維持這個姿勢，便能進一步進行空中踏步。

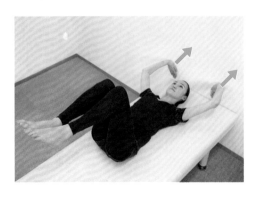 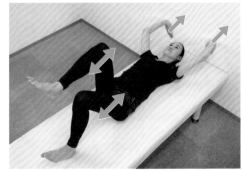

11. 仰臥姿勢　上下肢組合運動

【目　　的】 於腹部繃緊狀態下，進行軀幹與四肢的分離運動。

【起始姿勢】 採仰臥姿勢並向上提舉上肢，足底推牆以支撐身體。
　　　　　　 腳趾為伸展姿勢，雙手握住健身球。

【方　　法】 進行腹部繃緊運動。
　　　　　　 進行上肢提舉、下肢空中踏步的組合式運動。

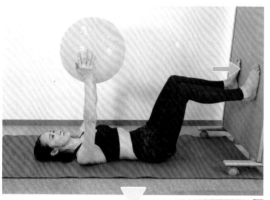 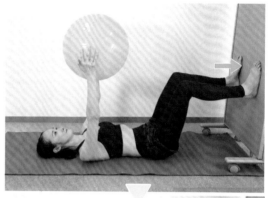

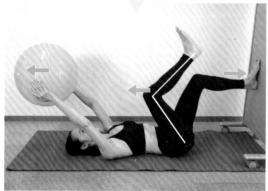 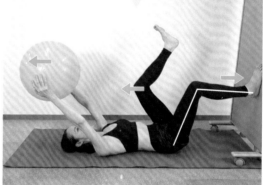

12. 仰臥姿勢　上下肢組合運動（瑜珈滾輪）

【目　　的】 於腹部繃緊狀態下，進行軀幹與四肢的分離運動（活用篇）。

【起始姿勢】 採躺在瑜珈滾輪上的仰臥姿勢。

【方　　法】 進行腹部繃緊運動，接著進行上肢提舉、下肢空中踏步的組合式運動。在瑜珈滾輪上做操，提升運動操難度。

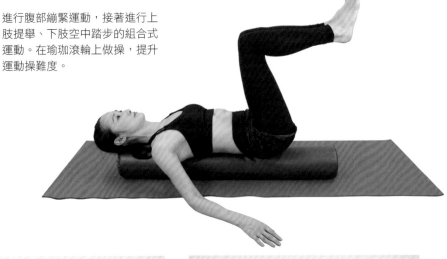

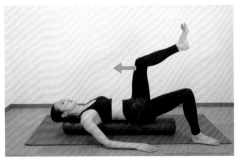
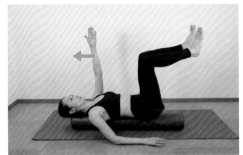

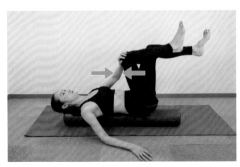
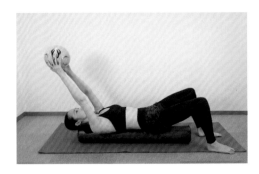

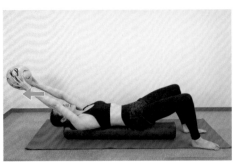
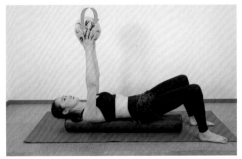

13. 前臂支撐俯臥姿勢（3個月大嬰兒的姿勢）

【目　　的】 穩定肩帶，在腰椎穩定的狀態下進行胸椎伸展運動。

【起始姿勢】 雙臂位於肩峰鎖骨關節下方，手肘位於耳朵下方，以雙手前臂支撐身體重量。

【方　　法】 進行腹部繃緊運動。
提起胸口離開地面。下壓肩胛骨的同時，使用前鋸肌力量提起胸口。注意不引起肩胛骨內轉姿勢（翼狀肩胛）。另外，伸展上段胸椎並抬起頭部時也務必留意不引起頸椎過度伸展和折點（單一關節活動度特別高）等現象。

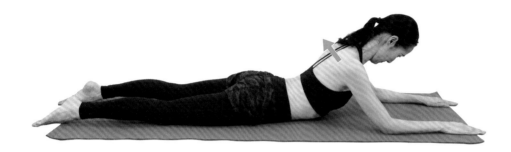

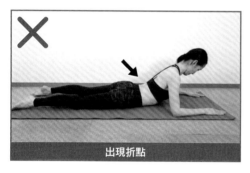

出現折點

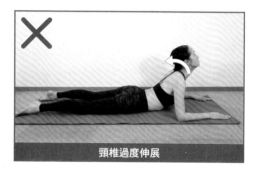

頸椎過度伸展

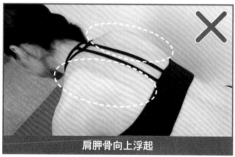

肩胛骨向上浮起

14. 前臂支撐俯臥姿勢（棒式）

【目　　的】 於腹部繃緊狀態下，打造肩帶的穩定性。

【起始姿勢】 採前臂支撐身體的俯臥姿勢。

【方　　法】 進行腹部繃緊運動。從前臂支撐身體的俯臥姿勢改為以前臂和腳趾支撐體重的俯臥姿勢，維持身體呈一直線。下壓肩胛骨的同時，使用前鋸肌力量提起胸口。務必留意不引起肩胛骨內轉姿勢（翼狀肩胛）。

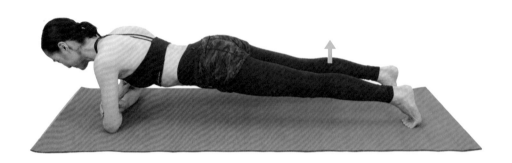

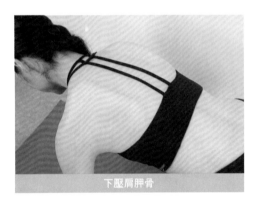

下壓肩胛骨

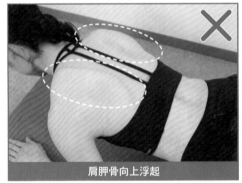

肩胛骨向上浮起

15. 前臂支撐俯臥姿勢（棒式）下肢提舉

【目　　的】 於腹部繃緊狀態下，打造肩帶的穩定性。

【起始姿勢】 採前臂支撐身體的俯臥姿勢。

【方　　法】 進行腹部繃緊運動。
維持棒式姿勢的同時，稍微向上抬起單側下肢。交替抬起左右側下肢。

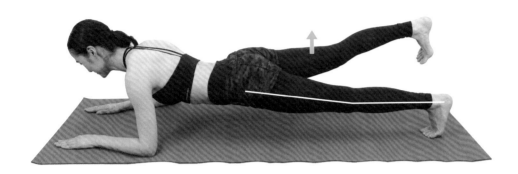

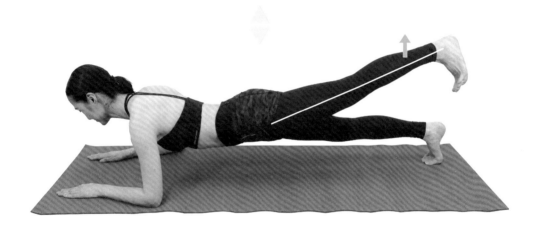

16. 健身球上前臂支撐俯臥姿勢（棒式）

【目　　的】 於腹部繃緊狀態下，打造肩帶的穩定性。

【起始姿勢】 在健身球上採前臂支撐的俯臥姿勢。

【方　　法】 進行腹部繃緊運動。維持棒式姿勢的同時，前後搖晃健身球。好比滾動健身球般搖晃身體。

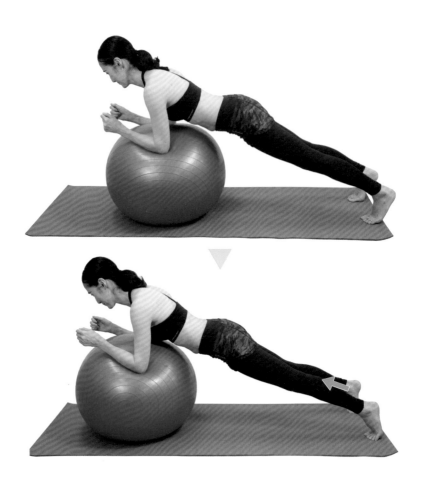

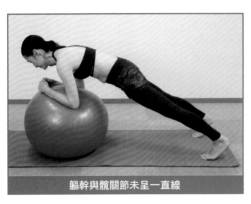
軀幹與髖關節未呈一直線

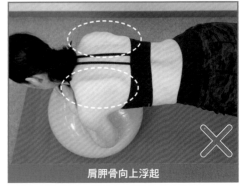
肩胛骨向上浮起

17. 直臂俯臥姿勢的三點支撐

【目　　的】 於腹部繃緊狀態下，打造肩帶的穩定性。

【起始姿勢】 兩側下肢稍微張開，採直臂支撐身體的俯臥姿勢。

【方　　法】 進行腹部繃緊運動。舉起單側手置於對側肩膀上。維持單手支撐身體重量的姿勢。左右手交替進行。

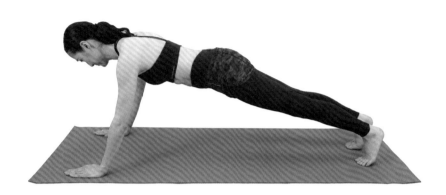

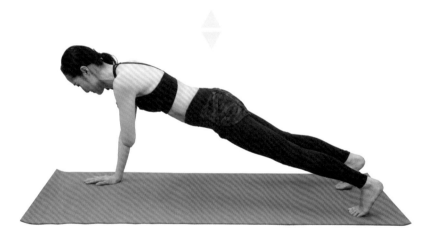

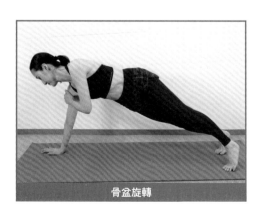
骨盆旋轉

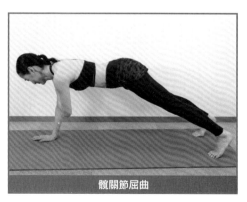
髖關節屈曲

18. 單側前臂支撐側臥姿勢（側棒式）1

【目　的】 穩定腰椎側屈動作，打造支撐體重側的肩帶穩定性。

【起始姿勢】 採單側前臂支撐體重的側臥姿勢。
先採取髖關節伸展，膝關節屈曲90度的姿勢。

【方　法】 進行腹部繃緊運動。下壓肩胛骨。
穩定胸廓，避免引起肩胛骨內轉（翼狀肩胛）。
骨盆向上浮起以維持腰椎位於正中位置。以前臂和膝關節支撐身體重量。

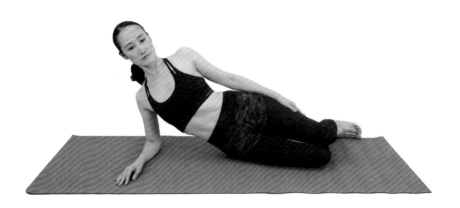

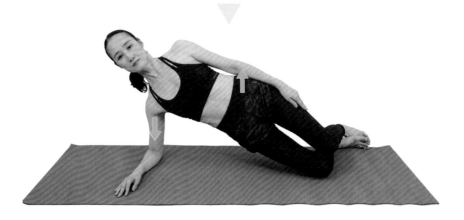

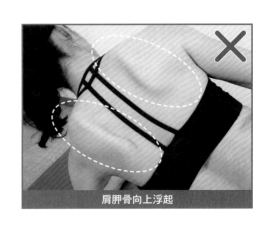

肩胛骨向上浮起

19. 單側前臂支撐側臥姿勢（側棒式）2

【目　　的】 穩定腰椎側屈動作，打造支撐體重側的肩帶穩定性。

【起始姿勢】 採單側前臂支撐體重的側臥姿勢。在髖關節‧膝關節伸展狀態下做操。

【方　　法】 進行腹部繃緊運動。
下壓肩胛骨，穩定胸廓，避免引起肩胛骨內轉（翼狀肩胛）。
骨盆向上浮起以維持腰椎位於正中位置。以前臂和足部支撐身體重量。

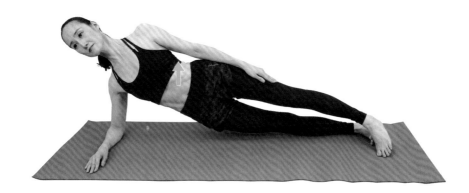

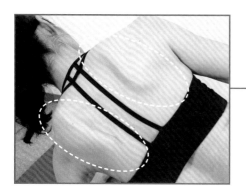

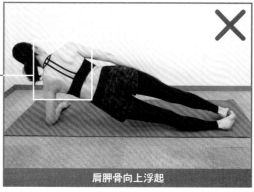

肩胛骨向上浮起

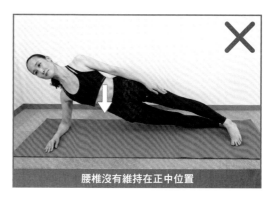

腰椎沒有維持在正中位置

20. 從前臂支撐俯臥姿勢翻身（棒式翻身）

【目　　的】 打造肩帶、軀幹的穩定性（活用篇）。

【起始姿勢】 以前臂支撐的俯臥姿勢。

【方　　法】 進行腹部繃緊運動。下壓肩胛骨，穩定胸廓，避免引起肩胛骨內轉（翼狀肩胛）。從前臂支撐的俯臥姿勢轉為前臂支撐的側臥姿勢，維持肩帶－骨盆的位置不變，翻身以變換姿勢。

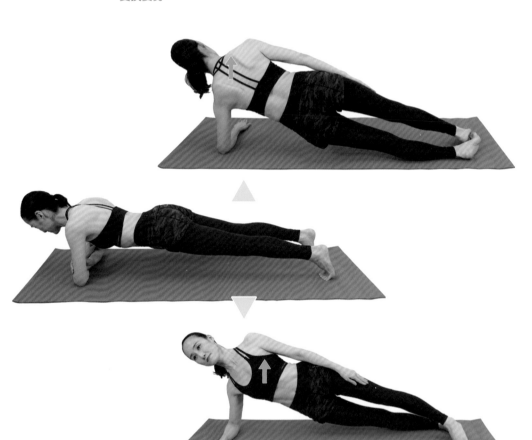

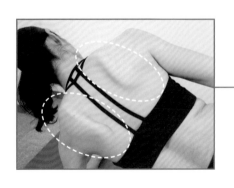

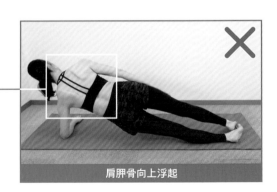

肩胛骨向上浮起

21. 四足跪姿的上下肢提舉運動（鳥狗式）

【目　　的】 打造肩帶、軀幹的穩定性（活用篇）。

【起始姿勢】 採肩關節、髖關節屈曲90度的四足跪姿。

【方　　法】 進行腹部繃緊運動。
　　　　　　 a 下壓肩胛骨，穩定胸廓，避免引起肩胛骨內轉（翼狀肩胛）。
　　　　　　 b 提舉單側上肢
　　　　　　 c 提舉單側下肢
　　　　　　 d 提舉不同側的上下肢
　　　　　　 提舉側的手握拳，向頭部前方伸展，
　　　　　　 踝關節背屈，向後方伸展。
　　　　　　 （想像提舉的上下肢朝長軸方向延伸）

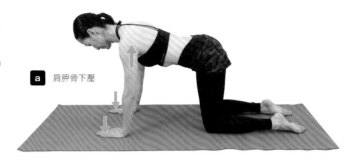

a 肩胛骨下壓

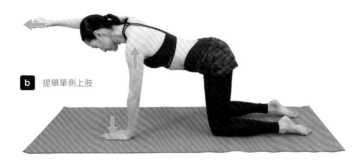

b 提舉單側上肢

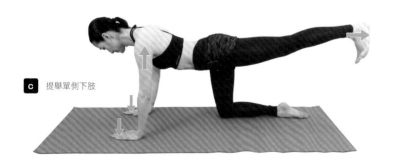

c 提舉單側下肢

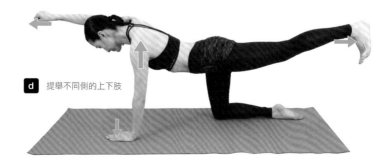

d 提舉不同側的上下肢

22. 四足高跪姿

【目　　的】 打造肩帶、軀幹的穩定性（活用篇）。

【起始姿勢】 以雙手和腳趾尖支撐身體重量的四足高跪姿（ a ）。

【方　　法】 進行腹部繃緊運動。
下壓肩胛骨，穩定胸廓，避免引起肩胛骨內轉（翼狀肩胛）。
加入提舉上下肢和四足高跪姿行走（ b ）等動作，提高運動操的難度。

【應　　用】 在腰部上擺放面紙盒或軟球，小心向前移動，不要讓腰上物體掉落（ c ）。

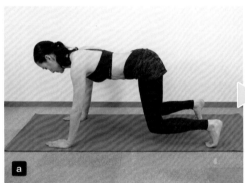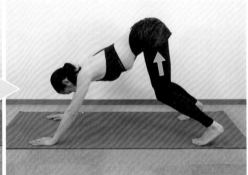

以雙手和腳趾尖支撐身體重量的四足高跪姿

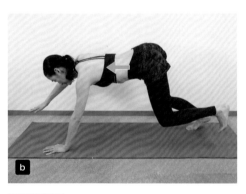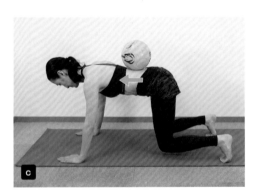

四足高跪姿行走　　　　　　　　　　　　　　在腰部擺放球等物體並向前移動

4. 實際操作活躍弱化肌肉、階段性強化肌力、改善運動模式的運動操

　　單關節肌的主要任務是向心收縮以穩定關節運動，因為多位於深層，比較難以進行強化肌力的運動。為了促使單關節肌活躍，只能盡量抑制作為協同肌的多關節肌，多費點心思採取促使目標單關節肌收縮的姿勢。並且在接近活動範圍最終角度的位置進行5～10秒的等長收縮運動，然後放鬆休息。這時候特別留意勿引起其他關節產生代償動作。而進行各項運動操時，務必意識腹部繃緊以穩定軀幹。切記不要憋氣，維持正常呼吸並讀秒。因肌力不足而產生代償作用時，治療師從旁輔助患者的上下肢以減輕負荷，或者使用吊帶等器具輔助，亦可輕拍目標肌肉，透過刺激促使肌肉收縮。

　　感覺得到弱化肌肉的收縮且又能正確控制關節運動，即可進一步提升負荷，操作肌力、肌耐力強化運動操。原則上這些運動操皆為不使用額外重量的自重運動操（只活用自己的體重）。

　　最終目標並非施以重荷促使肌肥大，而是在維持軀幹穩定的狀態下強化控制上下肢動作，因此務必以正確姿勢做操。另一方面，若負荷過大導致無法以正確運動模式做操時，請降低做操等級。

活躍弱化肌肉與階段性強化肌力

共通點

基本上每項運動操均維持5～10秒，然後10次為1個回合。
能做到正確姿勢後，再進階至下一個等級。

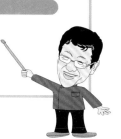

活躍弱化肌肉與階段性強化肌力、改善運動模式運動操

> **共通點**

- 不操作會誘發疼痛的運動操。
- 於提升腹內壓的腹部繃緊狀態下做操。
- 做操時隨時留意收縮目標肌肉。
- 在活動範圍最終角度時進行等長收縮運動。

  透過緩慢做操,可以變成向心收縮－等長收縮－離心收縮的運動操。
- 運動操架構

  1.軀幹穩定狀態下控制頭部

  2.軀幹穩定狀態下控制上肢

  3.軀幹穩定狀態下控制下肢
- 出現以下徵兆時,降低運動操等級。

  1.無法順利控制呼吸

  2.出現代償動作,無法操作正確的運動模式
- 比起強化肌力,強化正確運動模式更重要。

  (訓練大腦,而不是訓練肌肉)
- 不用做到完美,以比現在好一些為目標即可。

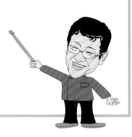

---

1. 活躍頸部深屈肌群

【目　　的】 活躍頸部深屈肌群。

【起始姿勢】 不使用枕頭的仰臥姿勢。

【方　　法】 捲起毛巾並置於患者頸椎下方以維持頸椎前凸姿勢。像收下顎般進行上段頸椎的屈曲運動(點頭運動)。在活動範圍最大角度時進行等長收縮運動。為了盡量減少使用胸鎖乳突肌,將頭枕部輕輕壓向床面。注意頭枕部不要向上抬起。

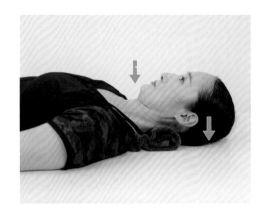

2. 頸部深屈肌群　階段1　仰臥姿勢的點頭運動

【目　　的】 活躍頸部深屈肌群。

【起始姿勢】 不使用枕頭的仰臥姿勢。
頸部下方擺放毛巾以維持頸椎前凸姿勢。

【方　　法】 方法同「活躍頸部深屈肌群」，但以自己的手稍微施加阻力。一隻手固定前額部，另
外一隻手握拳塞入下顎下方。以收下顎的方式（點頭運動）按壓自己的拳頭。藉此進
行頸部深屈肌群的等長收縮運動。為了盡量減少使用胸鎖乳突肌，將頭枕部輕輕壓向
床面。

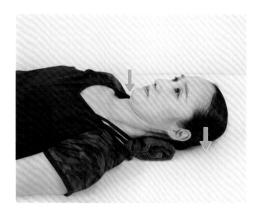
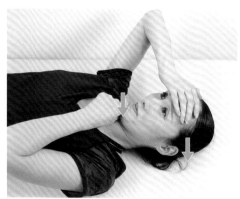

3. 頸部深屈肌群　階段2　坐姿・站姿的點頭運動

【目　　的】 活躍頸部深屈肌群。

【起始姿勢】 背部貼牆並坐在椅子上，或者背部貼牆
站立。

【方　　法】 背部朝向牆壁，頭枕部和肩胛骨貼牆以
維持上半身筆直。如同階段1運動操，
像擠雙下巴般進行點頭運動。將頭枕部
輕輕壓向牆面，盡量不要讓胸鎖乳突肌
過於緊繃。注意頭枕部隨時貼於牆面
上。

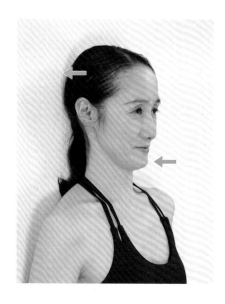

4. 頸部深屈肌群 階段3 四足跪姿的點頭運動

【目　　的】 活躍頸部深屈肌群。

【起始姿勢】 採四足跪姿。

【方　　法】 放鬆頸部，頭部朝下的頭部前傾姿勢。
　　　　　　 邊收下顎邊抬起頭，維持頭部與軀幹呈水平姿勢。
　　　　　　 注意軀幹不要隨意移動。

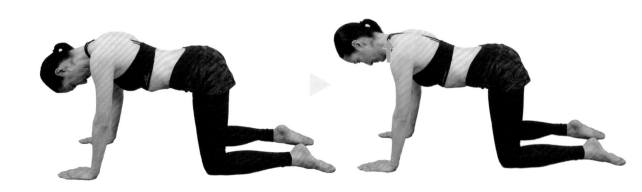

5. 頸部深屈肌群 階段4 使用彈力帶的阻力運動

【目　　的】 活躍頸部深屈肌群。

【起始姿勢】 採坐姿或站姿。

【方　　法】 使用彈力帶或毛巾進行階段2運動操，做操時施以阻力。

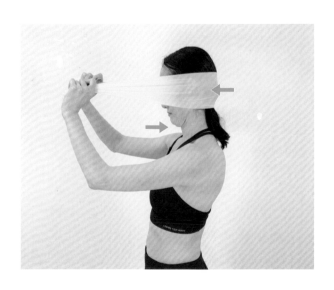

6. 活躍斜方肌中束・下束纖維1

【目　　的】 活躍斜方肌中束・下束纖維。

【起始姿勢】 採俯臥姿勢或側臥姿勢。

【方　　法】 治療師以拇指或其他手指在患者肩胛骨內下緣施加阻力，並且指示患者下壓、內收肩胛骨，進行斜方肌中束・下束纖維的等長收縮運動。
於俯臥姿勢下做操時，留意不要發生三角肌強力收縮以提起上肢的情況。

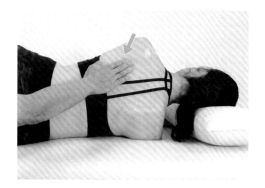 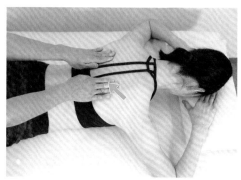

7. 活躍斜方肌中束・下束纖維2

【目　　的】 活躍斜方肌中束・下束纖維。

【起始姿勢】 採俯臥姿勢或仰臥姿勢。

【方　　法】 若覺得抑制三角肌有困難，可以輔助支撐上肢重量以減輕三角肌承受的負荷（**a**）。
肩關節屈曲受限時，採仰臥姿勢並於上臂的下方擺放枕頭以避免引起疼痛，然後調節肩關節角度，進行肩胛骨下壓、內收的等長收縮運動（**b**）。

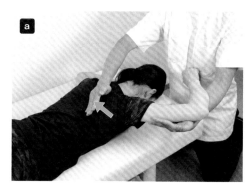 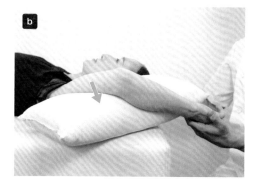

俯臥姿勢下的做操方法　　　　　　　　　仰臥姿勢下的做操方法

8. 斜方肌中束・下束纖維　階段1　V-W運動操

【目　　的】　活躍斜方肌中束・下束纖維。

【起始姿勢】　背部朝向牆壁站立，頭枕部、肩胛骨和薦骨貼牆。
　　　　　　　足跟離牆數公分。

【方　　法】　以手肘朝向前方的萬歲姿勢開始，兩側肩胛骨內收並下壓，手背在牆面上滑動的同
　　　　　　　時，手肘往身體側靠近。注意頭枕部和肩胛骨必須維持貼牆狀態。收下顎做操以避免
　　　　　　　頸椎伸展。接著慢慢擴大肩胛骨內收下壓的活動範圍。

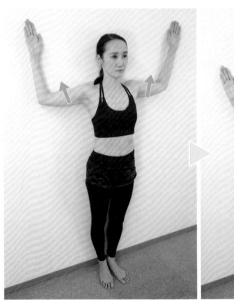
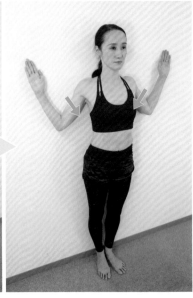

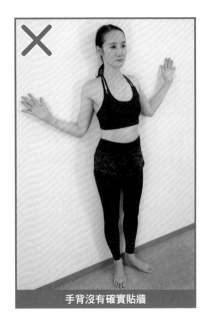
手背沒有確實貼牆

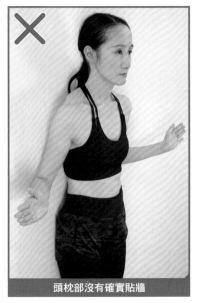
頭枕部沒有確實貼牆

9. 斜方肌中束・下束纖維 階段2 V-W運動操 彈力帶

【目　　的】 活躍斜方肌中束・下束纖維。

【起始姿勢】 背部朝向牆壁站立，頭枕部、肩胛骨和薦骨貼牆。
足跟離牆數公分，雙手抓握彈力帶兩端。

【方　　法】 雙手拉開彈力帶的同時進行階段1運動操。

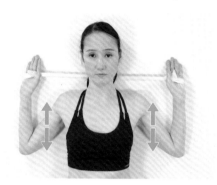

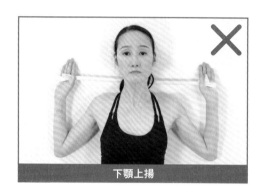

下顎上揚

10. 斜方肌中束・下束纖維 階段3 四足跪姿狀態肩胛骨下壓

【目　　的】 活躍斜方肌中束・下束纖維。

【起始姿勢】 採四足跪姿。

【方　　法】 單側上肢伸向前方，肩關節屈曲，並於活動範圍的最大角度時進行肩胛骨的內收、下
壓運動。為避免軀幹旋轉，注意肘關節不可以有彎曲現象。

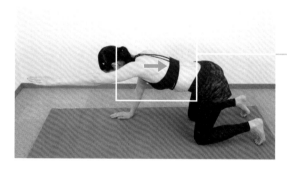

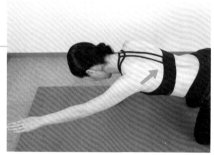

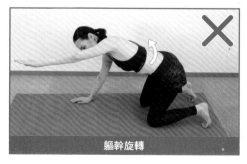

軀幹旋轉

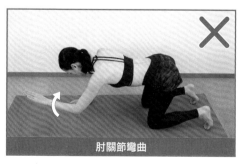

肘關節彎曲

11. 斜方肌中束・下束纖維 階段4 擴胸 V-W 運動操

【目　　的】活躍斜方肌中束・下束纖維。

【起始姿勢】朝向屋內角落處站立。

【方　　法】活用屋內角落做操，可以有效於擴展胸口狀態下進行階段1運動操。
盡量維持肩關節水平外展姿勢，手掌貼牆的同時慢慢將手肘下移至身體側。做
操時收下顎，避免頸椎伸展。

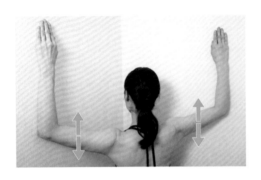

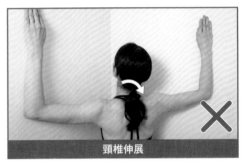

頸椎伸展

12. 活躍前鋸肌

【目　　的】活躍前鋸肌。

【起始姿勢】採仰臥姿勢、直臂伏地挺身姿勢
或四足跪姿。

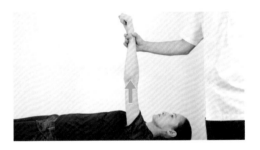

【方　　法】採仰臥姿勢時，患者手持輕量啞
鈴或寶特瓶，向上舉高進行肩胛
骨外展運動。於肩胛骨外展活動
範圍的最大角度時進行等長收縮
運動。
感覺位於肩胛骨腹側・外側的前
鋸肌收縮。注意軀幹不要旋轉。
採直臂伏地挺身姿勢時，從肩胛
骨向上浮起狀態（翼狀肩胛）進
行肩胛骨外展運動至最大角度。
兩側同時進行。
透過矯正翼狀肩胛以打造肩胛骨
的穩定性。上肢肌力不足時，則
於四足跪姿狀態下做操。

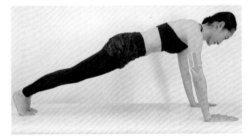

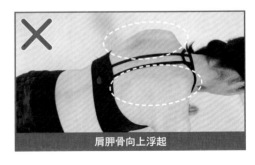

肩胛骨向上浮起

13. 前鋸肌 階段1　壁面前臂上提（滑牆運動操）

【目　　的】　活躍前鋸肌。

【起始姿勢】　面向牆壁站立，肩胛骨向前突出（外展），前臂貼於牆壁上。

【方　　法】　維持肩胛骨向前突出（外展），前臂貼於牆壁並向上滑動。做操時收下顎以避免頸椎伸展。注意不要產生肩胛骨內轉姿勢（翼狀肩胛）。

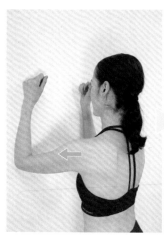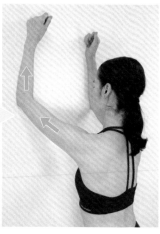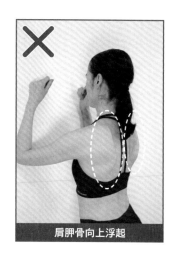

肩胛骨向上浮起

14. 前鋸肌 階段2　肩胛骨伏地挺身

【目　　的】　活躍前鋸肌。

【起始姿勢】　先採伏地挺身姿勢，將腳趾置於檯子上以維持軀幹平行於地面。

【方　　法】　用雙手支撐體重，肩胛骨進行內收・外展運動。於肘關節保持伸直狀態下活動肩胛骨。隨時注意維持脊柱呈一直線。

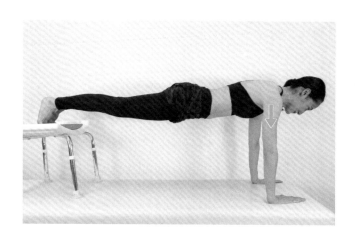

１５．　前鋸肌　階段3　伏地挺身之上臂直撐

【目　　的】　活躍前鋸肌。

【起始姿勢】　採伏地挺身姿勢。

【方　　法】　於一般伏地挺身動作的最後，完全伸直肘關節並進行肩胛骨外展運動。
　　　　　　　隨時注意維持脊柱呈一直線。

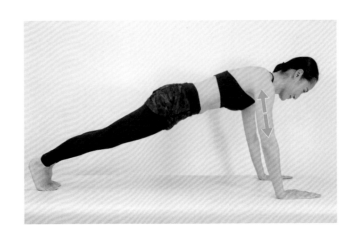

１６．　前鋸肌　階段4　踏板伏地挺身

【目　　的】　活躍前鋸肌。

【起始姿勢】　準備一個15～20公分高的踏板，採雙手置於踏板上的伏地挺身姿勢。

【方　　法】　雙手上下踏板，左右側輪流做。左手上踏板，接著右手上踏板。往側邊移動後，左手
　　　　　　　下踏板，接著右手下踏板。完成後再以相反模式重覆操作一遍。做操時注意肩胛骨確
　　　　　　　實外展，脊柱維持一直線。

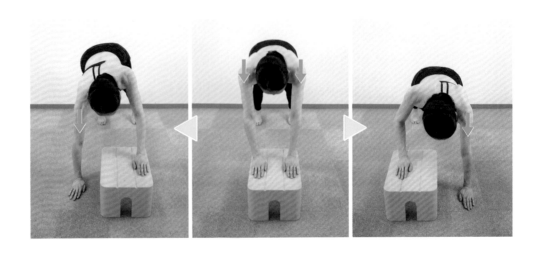

17. 活躍髂腰肌

【目　　的】 活躍髂腰肌。

【起始姿勢】 採坐姿或仰臥姿勢。

【方　　法】 採骨盆直立且軀幹垂直於床面的坐姿，慢慢抬起大腿，進行髖關節屈曲運動。於髖關節屈曲活動範圍的最大角度時進行等長收縮運動。留意不要產生骨盆後傾現象，並且感覺鼠蹊部深處的收縮。

留意不要引起股直肌和骨盆後傾的代償動作。若髂腰肌肌力不足，無法順利進行等長收縮運動時，治療師可以從旁輔助減輕大腿重量。

另外，採仰臥姿勢做操時，將小腿置於椅子上以免除重力。但為了維持腰椎前凸姿勢，於腰椎下方擺放毛巾。

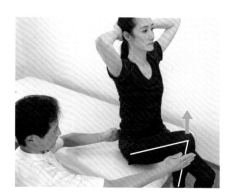
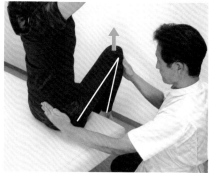

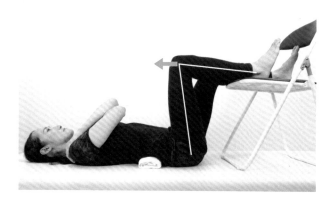

１８． 髂腰肌 階段1　仰躺姿勢髖關節屈曲

【目　　的】 活躍髂腰肌。

【起始姿勢】 採仰臥姿勢，雙手置於腰椎下方。

【方　　法】 維持髖關節屈曲最大角度。做操時將雙手置於腰椎下方，監測並避免腰椎隨意移動。
亦可使用彈力帶增加負荷。

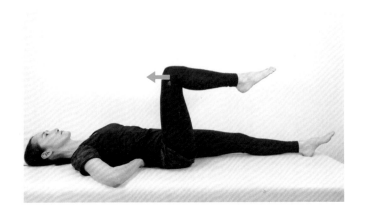

１９． 髂腰肌 階段2　坐姿髖關節屈曲

【目　　的】 活躍髂腰肌。

【起始姿勢】 坐在椅子上，雙手交握於腦後並擴展胸部。

【方　　法】 維持髖關節屈曲最大角度。
做操時避免出現骨盆後傾與腰椎移動現象。若感覺髖關節活動範圍受限，稍微增加椅
子高度。

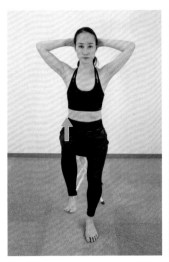
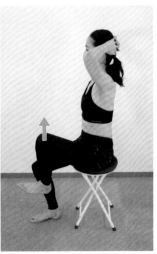
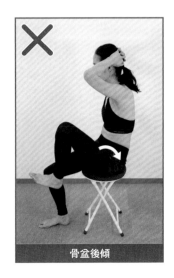

骨盆後傾

20. 髂腰肌 階段3 扶牆單腳站立

【目　　的】 活躍髂腰肌。

【起始姿勢】 面向牆壁站立，雙手扶牆。
利用身體傾斜角度調整負荷（愈接近直立，負荷愈大）。

【方　　法】 維持髖關節屈曲最大角度。做操時避免出現骨盆後傾與腰椎移動現象。

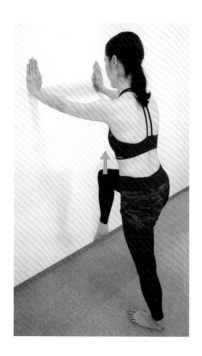 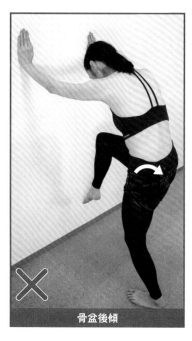

骨盆後傾

21. 髂腰肌 階段4 站姿髖關節屈曲

【目　　的】 活躍髂腰肌。

【起始姿勢】 採站姿，雙手交握於腦後並擴展胸部。

【方　　法】 維持髖關節屈曲最大角度。做操時避免出現骨盆後傾與腰椎移動現象。

【應　　用】 重覆這個動作並向前走（提大腿走）。

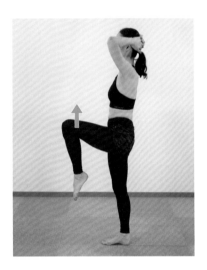
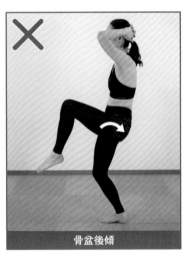

22. 活躍臀中肌

【目　　的】 活躍臀中肌。

【起始姿勢】 採側臥姿勢。

【方　　法】 治療師單手固定患者骨盆，另外一隻手輔助患者膝關節屈曲並誘導髖關節外展至最大角度。於髖關節屈曲活動範圍的最大角度時進行等長收縮運動，感覺大轉子上方臀中肌的收縮。這時務必留意避免腰方肌和豎脊肌產生代償作用、單側骨盆上提與旋轉現象、腰椎前凸現象，以及闊筋膜張肌代償作用造成髖關節屈曲。

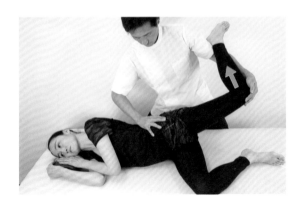

２３．臀中肌誘發運動療法（Sister Kenny療法）

【目　的】　活躍臀中肌。

【起始姿勢】　採側臥姿勢。

【方　法】　這是一種誘導臀中肌收縮的技術。

患者下肢進行髖關節外展、輕度內轉‧伸展運動時，治療師單手幫忙支撐患者的膝蓋和小腿，另外一隻手置於臀中肌附著處的大轉子上。手指輕拍臀中肌的同時，讓患者進行階段性的髖關節外展運動。在髖關節外展至最大角度時，治療師鬆手讓患者自行維持下肢姿勢不落地。

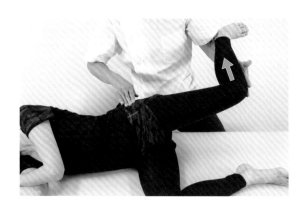

２４．臀中肌　階段1　側臥姿勢髖關節外展

【目　的】　活躍臀中肌。

【起始姿勢】　側臥於牆壁前，頭枕部、肩胛骨、薦骨、足跟等部位貼牆。

【方　法】　髖關節輕度外轉，足跟壓向牆壁的同時進行髖關節外展運動。注意不要引起骨盆上提和腰椎側屈現象。將注意力擺在臀中肌，讓臀中肌帶動髖關節運作。

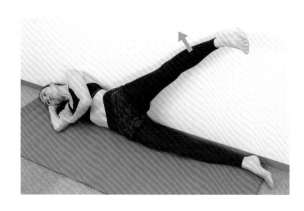

25. 臀中肌 階段2 螃蟹走

【目　　的】 活躍臀中肌。

【起始姿勢】 站立姿勢下，髖關節和膝關節屈曲，腳趾稍微朝向外側。

【方　　法】 將彈力帶套在膝關節偏上的位置，對抗阻力的同時橫向移動。將注意力擺在臀中肌，身體重量落於足跟（想像以足跟走路）。腰椎維持在正中位置。

【應　　用】 將彈力帶套在小腿部位、前足部位增加負荷。

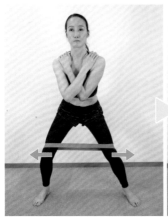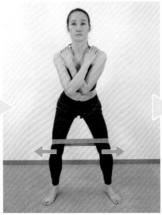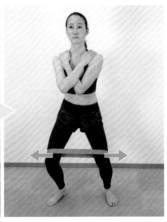

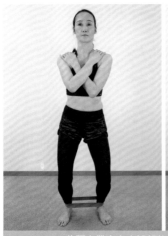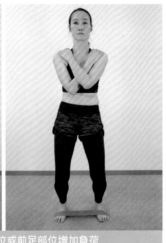

將彈力帶套在小腿部位或前足部位增加負荷

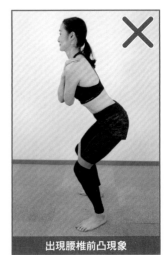

出現腰椎前凸現象

２６．臀中肌 階段3 側棒式髖關節外展

【目　的】 活躍臀中肌。

【起始姿勢】 側臥於牆壁前，頭枕部、肩胛骨、薦骨、足跟等部位貼牆。以下方前臂支撐體重，讓身體變成側棒式姿勢。穩定軀幹以避免產生肩胛骨上提、內轉姿勢（翼狀肩胛）。

【方　法】 維持側棒式並讓髖關節輕度外轉，足跟壓向牆壁的同時進行髖關節外展運動。注意不要引起上側骨盆上提、旋轉，以及腰椎側屈現象。
將注意力擺在臀中肌，讓臀中肌帶動髖關節運作。

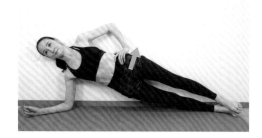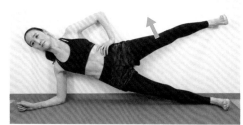

２７．臀中肌 階段4 站姿修正特倫伯氏徵象

【目　的】 活躍臀中肌。

【起始姿勢】 採站姿，在牆壁和身體之間夾一顆健身球。

【方　法】 單腳站立，提腳側下肢的骨盆在健身球上下移動。將注意力擺在站立腳側的臀中肌，控制骨盆以修正特倫伯氏徵象。腰椎維持在正中位置，並注意只有站立腳側的髖關節進行運動。

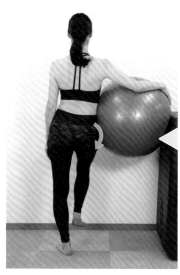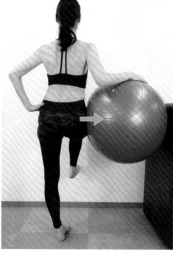

28. 活躍臀大肌1

【目　　的】 活躍臀大肌。

【起始姿勢】 採俯臥姿勢，或者俯臥姿勢且下肢部分垂於治療床外。

【方　　法】 膝關節屈曲姿勢下伸展髖關節，並於髖關節伸展最大角度時進行臀大肌等長收縮運動，感覺臀部後方的收縮。這時避免豎脊肌的運作造成腰椎前凸或髖關節外展（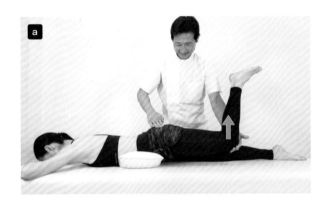a ）。
若髖關節伸展活動範圍受限，於患者腹部下方擺放毛巾或枕頭，使髖關節輕度屈曲，或是採俯臥且下肢部分垂於治療床外的姿勢做操（ b ）。
臀大肌肌力不足，無法靠自己的力量撐起下肢時，治療師幫忙減輕患者大腿重量。或者治療師將手置於臀大肌上，指示患者以撐起手的感覺讓臀大肌變硬，從中學習肌肉收縮（ c ）。

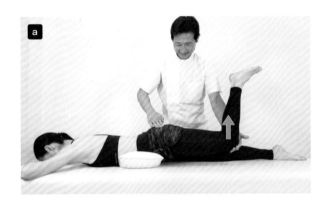

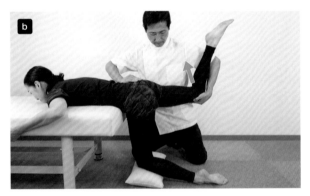

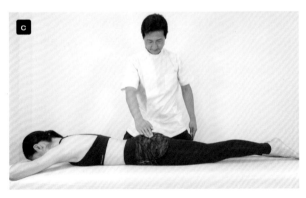

29. 活躍臀大肌2　落下接住

【目　　的】 活躍臀大肌。

【起始姿勢】 採俯臥且下肢部分垂於治療床外的姿勢。

【方　　法】 利用牽張反射誘導臀大肌收縮的技術。治療師先扶著患者下肢，然後鬆手讓患者自行維持下肢姿勢不落地。也可以同時震動與輕拍臀大肌。

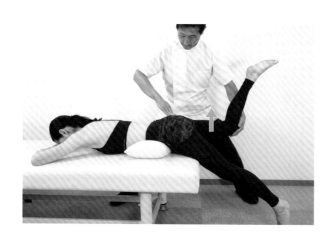

30. 臀大肌 階段1　雙腳橋式

【目　　的】 活躍臀大肌。

【起始姿勢】 採兩側下肢屈曲的仰臥姿勢。

【方　　法】 以兩側足跟支撐身體重量並向上抬高臀部。將注意力擺在臀大肌，足底壓地並使用股四頭肌的力量讓膝關節進一步伸展，對膕旁肌群施以交互抑制作用。收緊臀部再抬高，讓大腿與軀幹呈一直線。腰椎不前凸，維持正中位置（ⓐ）。
抑制膕旁肌群，讓膝關節屈曲以促使臀大肌更加活躍（ⓑ）。

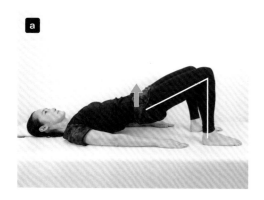

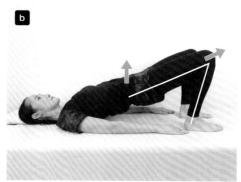

３１．臀大肌 階段２ 單腳橋式

【目　　的】 活躍臀大肌。

【起始姿勢】 採兩側下肢屈曲的仰臥姿勢，雙手抱住單側下肢。

【方　　法】 以支撐腳的足跟支撐身體重量，僅單側下肢的骨盆向上提起。
將注意力集中於臀大肌，盡量不使用膕旁肌群。
收緊臀部並抬高，讓大腿和軀幹呈一直線。
腰椎不前凸，維持正中位置。

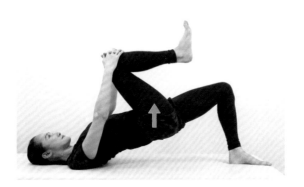

３２．臀大肌 階段３ 扶牆單腳站立

【目　　的】 活躍臀大肌。

【起始姿勢】 同髂腰肌階段３的運動操，但這裡可以同時強化支撐腳的臀大肌。面向牆壁站立，雙
手扶牆。利用身體傾斜角度調整負荷（愈接近直立，負荷愈大）。

【方　　法】 維持髖關節屈曲90度的姿勢，但做操時避免出現骨盆後傾與腰椎移動現象。向上提
起單側下肢時，將注意力擺在支撐腳的臀大肌上，並且收緊臀部。注意勿使用膕旁肌
群。

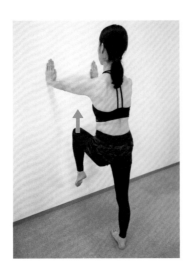

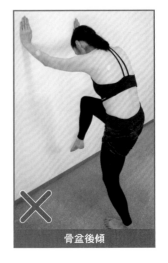

骨盆後傾

３３． 臀大肌 階段４ 髖關節鉸鏈運動

【目　　的】活躍臀大肌。

【起始姿勢】採站姿，雙腳張開與髖關節同寬，取棍棒置於後腦杓下方，肩關節維持外展・外轉姿勢。

【方　　法】以肩關節外展・外轉姿勢支撐棍棒，並透過這個姿勢擴展胸口以維持胸椎伸展。

深蹲時留意髖關節動作，進行髖關節鉸鏈運動。重心向前移動促使膕旁肌群活躍；重心向後移動促使股直肌活躍。在前後移動過程中，感覺臀大肌的運作。將身體重量落在足底，以足底埋入地板中的感覺慢慢深蹲（施加髖關節外展・外轉力量）。讓身體熟悉到從椅子站起身或提舉重物時都能自然操作這個動作。

重要關鍵在於棍棒緊貼頭枕部，並且保持腰椎位於正中位置。無法順利控制脊柱的人，不操作這項運動操。

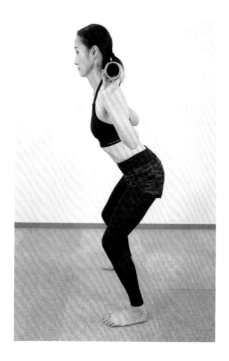
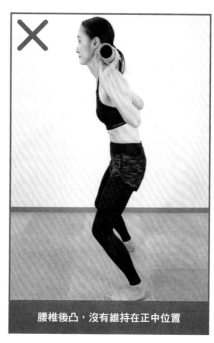

腰椎後凸，沒有維持在正中位置

３４．活躍髖關節外展、外轉肌群

【目 的】 活躍髖關節外展、外轉肌群。

【起始姿勢】 採側臥姿勢或仰臥姿勢。

【方 法】 患者採側臥姿勢，上方髖關節如 **a** 所示外展並外轉，於髖關節外轉最大角度時進行
等長收縮運動（貝殼運動操）。感覺大轉子後方收縮。留意不要出現骨盆旋轉現象。
b 為活用彈力帶的運動操，這種情況下可以兩側同時進行。

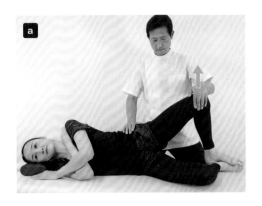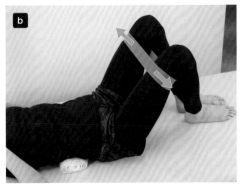

３５．髖關節外轉肌群　階段１　壓足跟

【目 的】 活躍髖關節外展、外轉肌群。

【起始姿勢】 採俯臥姿勢且髖關節外展・外轉、膝關節屈曲、雙腳足跟內側貼合。

【方 法】 用力貼合雙腳足跟內側。
注意力擺在讓髖關節後側變硬。

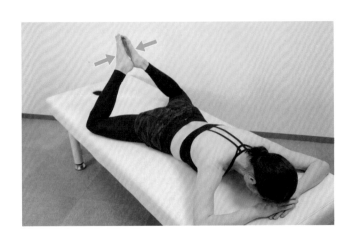

３６． 髖關節外轉肌群 階段２ 貝殼運動操

【目 的】 活躍髖關節外展、外轉肌群。

【起始姿勢】 採兩側髖關節和膝關節屈曲的側臥姿勢。

【方 法】 上方髖關節外展並外轉。於髖關節外轉最大角度時，好比收緊臀部般進行等長收縮運動。留意不要出現骨盆旋轉現象。

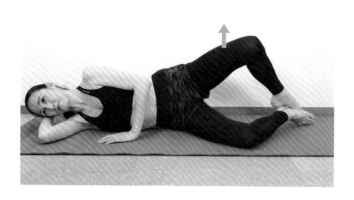

３７． 髖關節外轉肌群 階段３ 貝殼運動操（彈力帶）

【目 的】 活躍髖關節外展、外轉肌群。

【起始姿勢】 採兩側髖關節和膝關節屈曲的側臥姿勢。

【方 法】 進行同階段２的運動操。使用彈力帶增加阻力。
做操時留意不要出現骨盆旋轉現象。

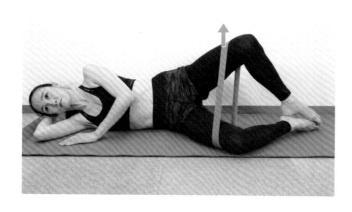

３８． 髖關節外轉肌群　階段４　單腳羅馬尼亞硬舉

【目　　的】 活躍髖關節外展、外轉肌群。

【起始姿勢】 採站姿，於站立腳側的前方擺放目標物。
　　　　　　 站立腳側的膝關節輕度屈曲。

【方　　法】 單腳站立，像是以對側手拿取目標物般，站立側腳的髖關節進行屈曲‧內轉運動，接
　　　　　　 著髖關節進行伸展‧外轉運動，接著再恢復起始站姿。做操時注意脊柱維持正中位
　　　　　　 置。這是一項臀大肌、臀中肌和髖關節外轉肌群的共同運動操。

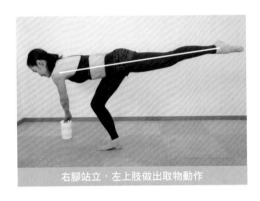

右腳站立，左上肢做出取物動作

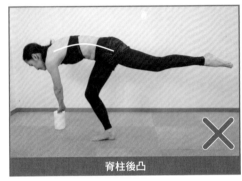

脊柱後凸

３９． 活躍脛前肌

【目　　的】 活躍脛前肌。

【起始姿勢】 採坐姿，膝關節屈曲70度左右，足跟貼地。

【方　　法】 足跟貼地，於踝關節背屈最大角度時進行等長收縮運動，感覺小腿前側脛前肌的收
　　　　　　 縮。為了避免使用腳趾的伸肌群，讓腳趾像抓握一枝筆般處於屈曲姿勢。

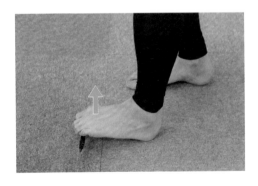

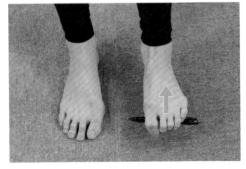

４０． 脛前肌　階段１　坐姿下踝關節背屈

【目　　的】　活躍脛前肌。

【起始姿勢】　坐在椅子上，足跟貼地。

【方　　法】　進行同活躍脛前肌的運動操。
　　　　　　　使用不同高度的椅子，在不同膝關節屈曲角度下做操。

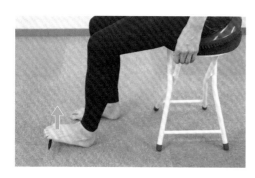 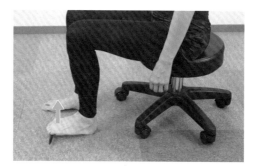

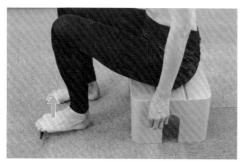

４１． 脛前肌　階段２　活用彈力帶的阻力運動

【目　　的】　活躍脛前肌。

【起始姿勢】　坐在椅子上，膝關節屈曲７０度
　　　　　　　左右，足跟貼地。

【方　　法】　進行同階段１的運動操，但使用
　　　　　　　彈力帶施加阻力。

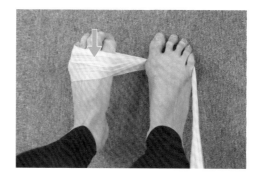

４２．脛前肌　階段3　軟式平衡墊翹翹板

【目　　的】 活躍脛前肌。

【起始姿勢】 站立在軟式平衡墊上，膝關節輕度屈曲。

【方　　法】 透過重心前後移動，慢慢進行踝關節的蹠屈・背屈運動。維持足跟負重5～10秒。

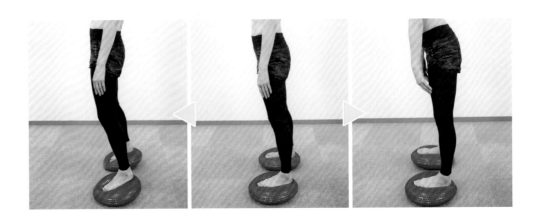

４３．脛前肌　階段4　斜坡深蹲

【目　　的】 活躍脛前肌。

【起始姿勢】 站在10度左右的斜坡或可調式三角拉筋板上，膝關節輕度屈曲。

【方　　法】 保持足跟貼地，慢慢向下蹲。維持正確姿勢以避免向後傾倒。為了防止腳趾伸展，務必緊抓地板。
脊柱維持在正中位置，髖關節盡量屈曲且骨盆前傾。活用髂腰肌、膕旁肌群、脛前肌，使重心維持在前方。脛前肌強烈收縮促使小腿前傾，避免重心向後移動。

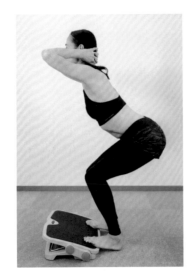
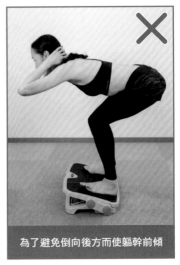

為了避免倒向後方而使軀幹前傾

5. 使用器材的應用運動操

　　活躍單關節肌等弱化肌肉的運動操、以自重訓練為主的階段性肌力強化運動，以及修正運動模式的運動操進階版，這些都可以配合使用健身球、彈力帶、棍棒、滑步器等身邊的器材，進一步提高運動治療等級。而且使用器材也有助提升患者的做操動機。使用器材的應用版運動操形式由治療師負責設計與安排。現階段已有各種器材活用於各項運動操中，但運動療法的內容必須符合患者能力，因此重點在於基於評估並擬定明確目標後再確實執行。無論哪一種運動操，只要運動模式不正確，治療就不具任何意義。

　　接下來在本章節中將為大家介紹一些使用簡單器材的運動操。

使用健身球等器材的運動操

共通點

- 熟悉基本運動操後再進階至組合式運動操。
- 活用彈力帶、健身球、滑步器等器材，提升運動操難度。
- 使用器具以提升患者的做操動機。
- 運動操形式由治療師設計與安排。
- 無論哪一種運動操，運動品質永遠勝於運動總量。
（治療師務必嚴格要求正確姿勢）

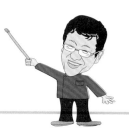

使用健身球的運動操

健身球種類

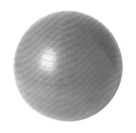

球形

一般最常見的健身球。
會朝各個方向轉動，比較不容易控制。

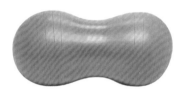

花生形狀

轉動方向有限，適合高齡者和身體行動不便的
小孩使用。

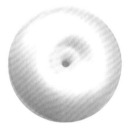

甜甜圈形狀

有高低落差，不容易跌落，安全性相對高一
些。

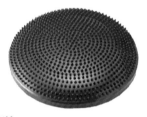

圓盤形狀

主要適用於穩定踝關節和上肢的運動操。

健身球的大小

● 選擇坐下時髖關節和膝關節能夠屈曲90度的大小（透過打氣量調整大小）。
● 若有髖關節屈曲受限問題，建議使用大一點的健身球。
　※健身球太低會造成骨盆後傾，腰椎也不容易維持在正中位置。

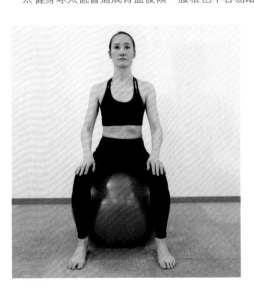

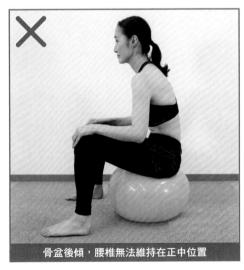

骨盆後傾，腰椎無法維持在正中位置

1. 開腳跳躍

【目　　的】 強化下肢肌力，伸展髖關節內收肌肉、腹壓訓練（打造腰椎穩定性）。

【起始姿勢】 隨時留意立起骨盆且維持脊柱位於正中位置。盡量抬高頭，使身體筆直坐在健身球上。髖關節進行屈曲・外展・外轉運動。

【方　　法】 利用健身球的彈力進行跳躍（深蹲動作）。
腹部繃緊以維持腹壓。上半身保持抗重力伸展姿勢。

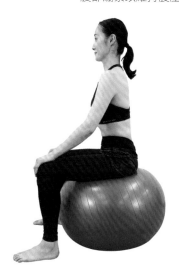 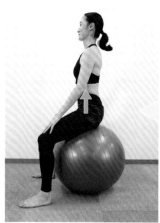 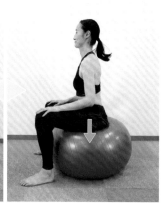

2. 相撲四股踏

【目　　的】 強化下肢肌力、伸展髖關節內收肌肉、腹壓訓練（打造腰椎穩定性），打造坐姿狀態的平衡反應。

【起始姿勢】 坐在健身球上，立起骨盆且維持脊柱位於正中位置，盡量抬高頭。髖關節進行屈曲・外展・外轉運動。

【方　　法】 左右移動體重，讓身體重量交替置於左右側下肢。移動體重時，保持頭部和肩帶平行側移。練習打造坐姿狀態下的平衡反應。

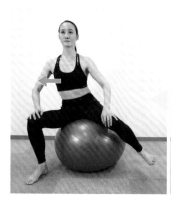 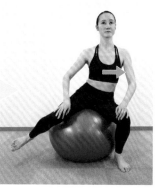 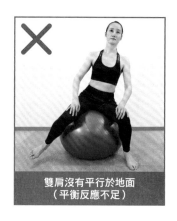

雙肩沒有平行於地面
（平衡反應不足）

3. 伏地挺身走

【目　　的】打造軀幹和肩帶的穩定性。活躍前鋸肌並改善手腕關節背屈活動範圍。

【起始姿勢】於健身球上採伏地挺身姿勢。腹部繃緊並維持脊柱位於正中位置。

【方　　法】雙手支撐體重以避免肩胛骨上提、內轉（翼狀肩胛）。
　　　　　　　◯前後移動體重。
　　　　　　　◯以手代腳前後移動。
　　　　　　　◯進行伏地挺身、單手支撐、以手代腳上下踏板等。

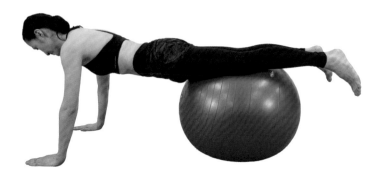

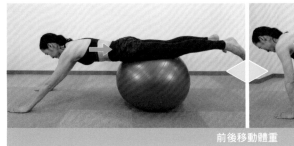 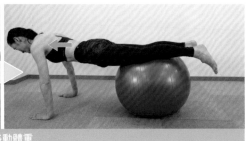

前後移動體重

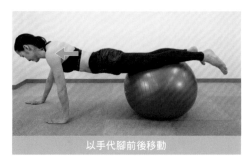

以手代腳前後移動

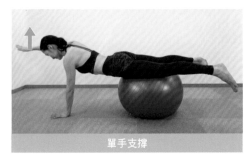

單手支撐

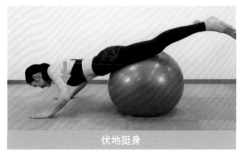

伏地挺身

4. 背肌耐力（飛機・超人）

【目　　的】 打造軀幹穩定性，提升背肌耐力。

【起始姿勢】 俯臥在健身球上，足部貼牆以穩定身體。
腹部繃緊並維持脊柱位於正中位置。

【方　　法】 注意力擺在豎脊肌和臀大肌的等長收縮運動上，並且維持脊柱伸展姿勢。
　想要提高負荷時，上肢外展且上提。
　耐力目標為3～4分鐘。

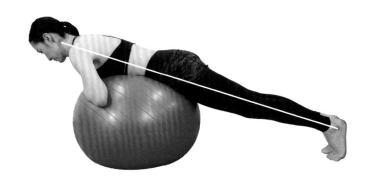

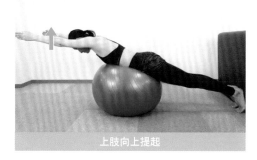

上肢向上提起

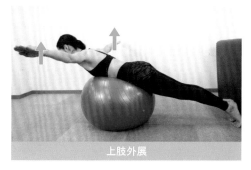

上肢外展

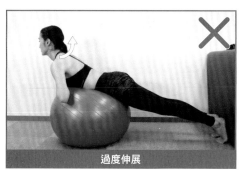

過度伸展

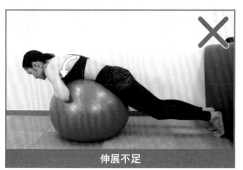

伸展不足

5. 腹肌耐力

【目　　的】 打造軀幹穩定性,強化腹肌群、臀大肌耐力。

【起始姿勢】 仰臥在健身球上,兩側足底支撐體重。腹部繃緊並維持脊柱位於正中位置。

【方　　法】 腹肌群進行等長收縮運動,髖關節屈曲以抬起軀幹(髖關節鉸鏈動作),保持這個狀態。足底確實下壓地面,用力收縮臀大肌。
　　　　　　●耐力目標為2～3分鐘。

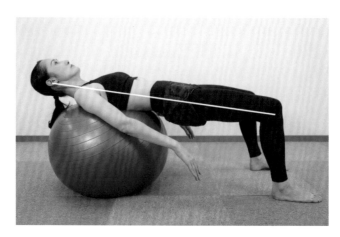

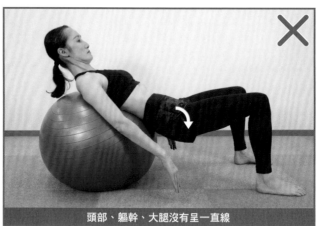

頭部、軀幹、大腿沒有呈一直線

6. 健身球上四足跪姿平衡

【目　　的】　在軀幹穩定狀態下控制上下肢。出現疼痛症狀或高齡者等無法勝任四足跪姿運動時，可以使用健身球輔助支撐軀幹後再做操。

【起始姿勢】　在健身球上採四足跪姿。腹部繃緊並維持脊柱位於正中位置。

【方　　法】　健身球支撐身體重量的狀態下，進行下肢上提－上肢上提－對側上下肢上提－同側上下肢上提等運動。隨時留意伸展身體長軸。熟練這些動作後，進階至在沒有健身球輔助支撐下做操。

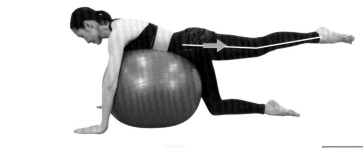

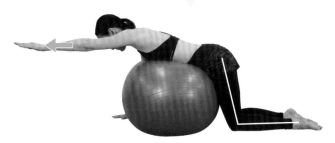

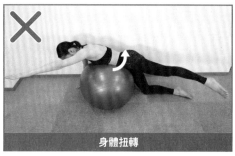

身體扭轉

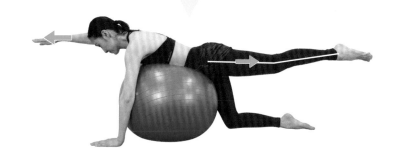

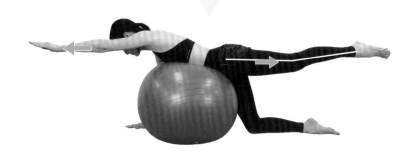

7. 膝屈曲橋式

【目　　的】 打造軀幹穩定性，強化臀大肌和膕旁肌群。

【起始姿勢】 仰臥在健身球上，屈膝並以足部支撐體重。腹部繃緊並維持脊柱位於正中位置。

【方　　法】 保持軀幹－大腿部位呈一直線。隨時留意伸展身體長軸。
　　　　　　　● 提起單側腳並維持平衡。
　　　　　　　● 左右側下肢交互向上提起（行軍）。

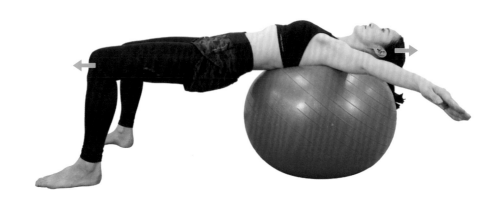

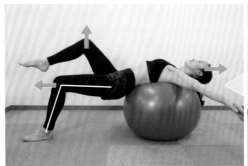
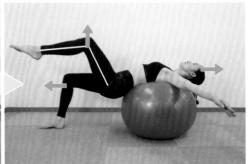

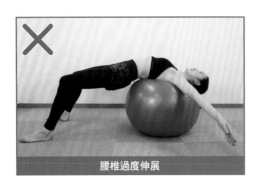

腰椎過度伸展

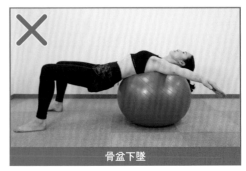

骨盆下墜

8. 膝伸展橋式

【目　　的】 打造軀幹穩定性，強化臀大肌和膕旁肌群。

【起始姿勢】 採仰臥姿勢並將下肢置於健身球上（改變足部位置可調整負荷）。腹部繃緊並維持脊柱位於正中位置。

【方　　法】 透過髖關節伸展向上抬起臀部，保持軀幹－大腿部位呈一直線。

【應　　用】 抬起單側腳並維持平衡。
兩側下肢交替向上抬起（行軍）。

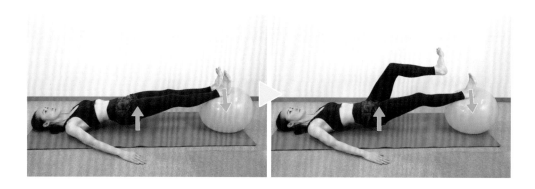

9. 仰臥勾腿（雙腳）

【目　　的】 強化膕旁肌群。

【起始姿勢】 採仰臥姿勢並將下肢置於健身球上。
腹部繃緊並維持脊柱位於正中位置。

【方　　法】 髖關節和膝關節屈曲。

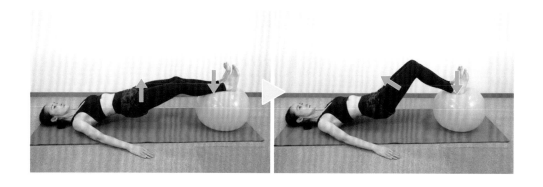

10. 仰臥勾腿（單腳）

【目　　的】 強化膕旁肌群。

【起始姿勢】 採仰臥姿勢並將單側下肢置於健身球上。腹部繃緊並維持脊柱位於正中位置。

【方　　法】 單側腳的髖關節和膝關節屈曲。

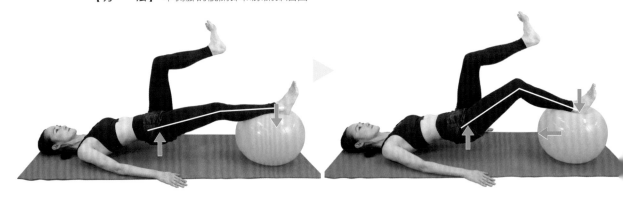

11. 北歐腿後彎舉

【目　　的】 強化膕旁肌群。
在安全環境下操作北歐腿後彎舉。

【起始姿勢】 在健身球前採高跪姿勢（健身球置於
牆角以避免四處滾動）。
治療師確實壓住患者小腿，患者依自
身能力調節自己與健身球之間的距離
（從最近的距離開始）。

【方　　法】 從高跪姿勢慢慢向前傾斜，輕碰一下
健身球後恢復至原本位置。

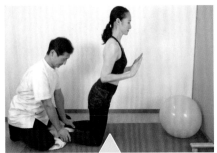

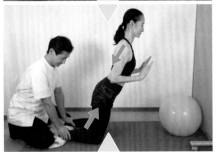

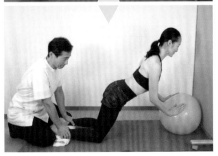

12. 起重機運動操

【目　的】穩定軀幹，強化下部腹肌。

【起始姿勢】採仰臥姿勢，用兩側下肢夾住健身球。腹部繃緊並維持脊柱位於正中位置。

【方　法】用兩側下肢夾住健身球並向上抬起，停留數秒鐘。想提高負荷時，延長停留於空中的時間。

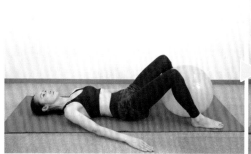
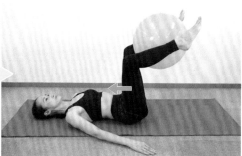

13. 球貼牆單腳站立

【目　的】強化臀中肌，打造髖關節穩定性。

【起始姿勢】採站姿，提起靠牆側的腳並撐住健身球。

【方　法】用靠牆側的髖關節對牆壁施加橫向壓力。
　　　　　讓靠牆側的骨盆緩緩落下（負重側的髖關節內收）。
　　　　　緩緩提起骨盆至水平位置，恢復至起始姿勢（負重側的髖關節外展）。
　　　　　維持骨盆位於水平位置（注意不要出現抬臀現象）。

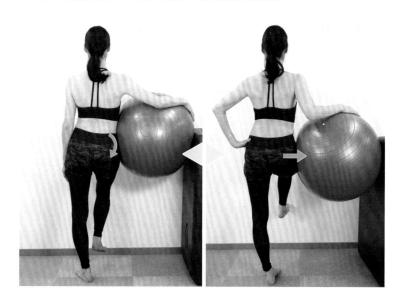

14. 球貼牆功能性前伸

【目　　的】 強化臀中肌，打造軀幹穩定性。

【起始姿勢】 採站姿，提起靠牆側的腳並撐住健身球。
腹部繃緊並維持脊柱位於正中位置。

【方　　法】 用靠牆側的髖關節經健
身球對牆壁施加橫向壓
力。站立側腳向下深
蹲，擺盪側腳向後拉
長。站立側腳執行髖關
節鉸鏈動作。

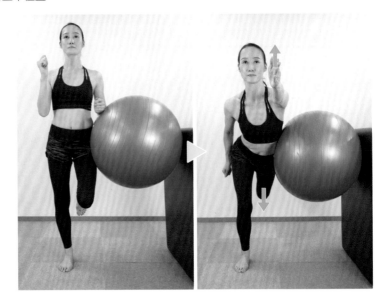

15. 球貼牆深蹲

【目　　的】 打造軀幹穩定性，強化臀大肌、股四頭肌。

【起始姿勢】 採站姿，將健身球置於牆壁與骨盆・腰部之間，好比倚靠在球上。
雙腳稍微向前踏出。腹部繃緊並維持脊柱位於正中位置。

【方　　法】 雙腳適度向前移動，但
膝蓋不超過腳趾。用臀
部輕壓健身球，深蹲期
間維持腰椎前凸。
深蹲時，髖關節屈曲角
度不超過90度，執行
髖關節鉸鏈動作。

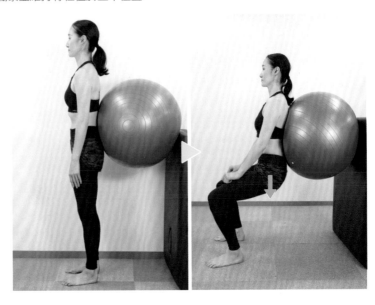

16. 健身球上大字形

【目　　的】 改善胸椎伸展活動範圍，進行胸大肌伸展運動。

【起始姿勢】 採仰臥姿勢，將頭部、胸椎部位置於健身球上（注意頸椎不伸展）。
　　　　　　 註：頸椎伸展容易引起暈眩等症狀，有椎動脈問題的患者絕對不能進行這項運動操。
　　　　　　 腹部繃緊並維持脊柱位於正中位置。

【方　　法】 左右・前後搖動健身球，驅使胸椎活
　　　　　　 動。進行胸椎伸展運動時，重點擺在鎖
　　　　　　 骨部位、胸骨部位、肋骨部位。各自於
　　　　　　 肩關節外展60度、90度、150度的姿
　　　　　　 勢下做操。

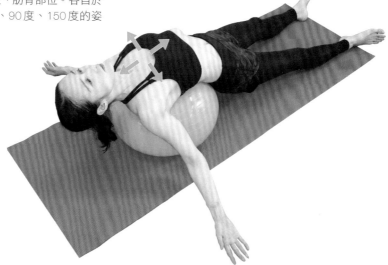

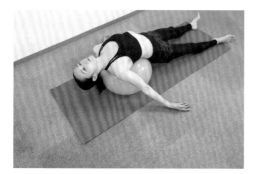

肩關節外展60度

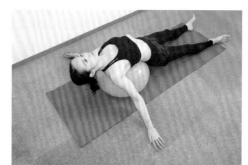

肩關節外展90度

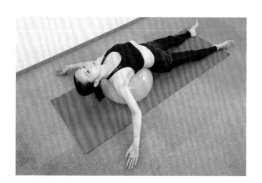

肩關節外展150度

17. 彈力帶橋式

【目　的】 髖關節屈曲、內收，抑制內轉肌群。強化髖關節伸展、外展、外轉肌群。

【起始姿勢】 採髖關節、膝關節屈曲的仰臥姿勢。將彈力帶套在大腿下半部。

【方　法】 以兩側足跟支撐身體重量，抬起臀部至大腿與軀幹呈一直線。執行髖關節鉸鏈動作。拉開彈力帶進行髖關節伸展運動，同時收縮臀肌使臀部朝外展、外轉方向收緊。腹部繃緊並維持脊柱位於正中位置。

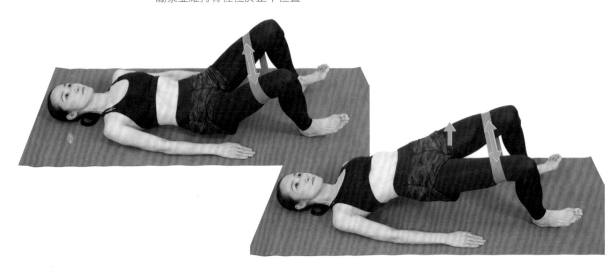

18. 彈力帶單腳橋式1

【目　的】 在抑制膕旁肌群的狀態下強化臀大肌。

【起始姿勢】 採髖關節、膝關節屈曲的仰臥姿勢。將彈力帶一端套在支撐側腳的小腿上，另一端用手拉住。

【方　法】 以支撐側腳的足跟支撐身體重量，抬起臀部至大腿與軀幹呈一線。拉開彈力帶於膝關節伸展時施以阻力，藉此抑制膕旁肌群。腹部繃緊並維持脊柱位於正中位置。

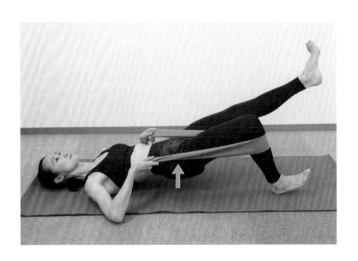

19. 彈力帶單腳橋式2

【目 的】 強化臀大肌。適合進階者且能順利做到SLR（直膝抬腿）的患者。

【起始姿勢】 採髖關節、膝關節屈曲的仰臥姿勢。將彈力帶一端套在單側下肢的足部，另一端用手拉住。

【方 法】 以支撐側腳的足跟支撐身體重量，抬起臀部至大腿與軀幹呈一直線。拉開彈力帶，對臀部抬起動作施以阻力。腹部繃緊並維持脊柱位於正中位置。

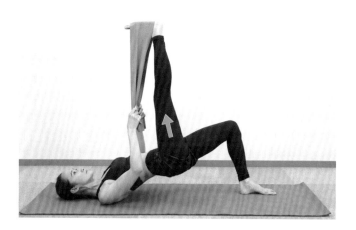

20. 彈力帶單腳橋式3

【目 的】 強化髖關節伸展、外展、外轉肌群。

【起始姿勢】 採髖關節、膝關節屈曲的仰臥姿勢。

【方 法】 利用彈力帶對髖關節的外展・外轉運動施以阻力，並且進行單腳橋式運動。拿支棍棒置於兩側髂前上棘的上方，藉此避免骨盆產生旋轉。
腹部繃緊並維持脊柱位於正中位置。

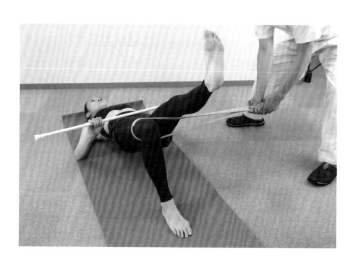

21. 彈力帶螃蟹走、彈力帶猩猩走

【目　　的】打造軀幹穩定性，強化臀部肌群。

【起始姿勢】採髖關節・膝關節輕度屈曲的站姿，腳趾尖稍微朝向外側。

【方　　法】將彈力帶套在靠近膝關節的上方，施以阻力的同時以小碎步方式向前走。將注意力擺在臀中肌，以足跟承載身體重量（想像以足跟走路的方式）。持棍棒置於兩側髂前上棘的前方，藉此避免骨盆產生旋轉。將彈力帶套在小腿、前足部位增加負荷。腹部繃緊並維持脊柱位於正中位置。也可以嘗試向側邊、前方、後方移動。

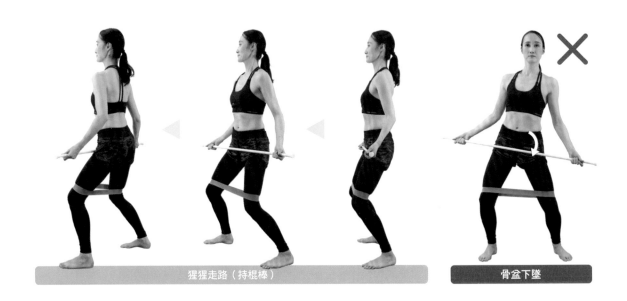

猩猩走路（持棍棒）　　　　　骨盆下墜

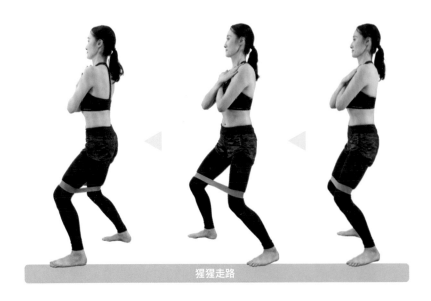

猩猩走路

22. 彈力帶髖關節外轉

【目　　的】 強化臀部肌群。

【起始姿勢】 採髖關節・膝關節輕度屈曲的站姿，腳趾尖稍微朝向外側。

【方　　法】 將彈力帶套在靠近膝關節的上方，施以阻力的同時膝蓋朝向外側以進行髖關節外轉運動。持棍棒置於兩側髂前上棘的前方，藉此避免骨盆產生旋轉。腹部繃緊並維持脊柱位於正中位置。

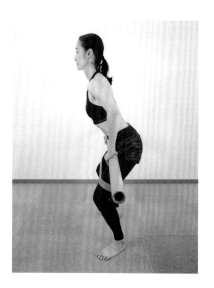 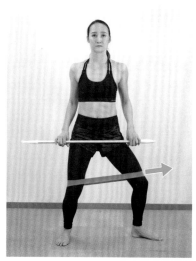

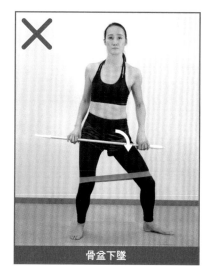 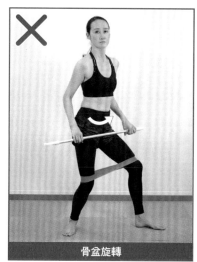

骨盆下墜　　　　　　　　　　　　骨盆旋轉

23. 彈力帶牆上滑

【目　　的】 打造肩胛骨穩定性，強化肩關節外轉肌群。

【起始姿勢】 面向牆壁站立，肩胛骨向前突出（外展），前臂貼於牆壁上。將彈力帶套在前臂上。

【方　　法】 維持肩胛骨向前突出姿勢（外展），抬起前臂在牆壁上滑動。做操時收下巴，注意頸椎不伸展。另外也要避免出現肩胛骨內轉姿勢（翼狀肩胛）。腹部繃緊並維持脊柱位於正中位置。

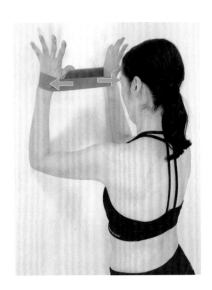

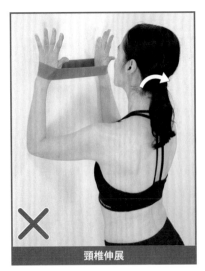

頸椎伸展

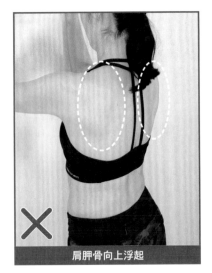

肩胛骨向上浮起

24. 滑步器仰臥腿彎舉1

【目　　的】　強化膕旁肌群。

【起始姿勢】　採髖關節、膝關節屈曲的仰臥姿勢。

【方　　法】　足跟置於容易滑動的滑步器或毛巾上。透過髖關節的伸展運動向上抬起臀部。足跟滑動的同時兩側膝關節屈曲，做出橋式姿勢。腹部繃緊並維持脊柱位於正中位置。

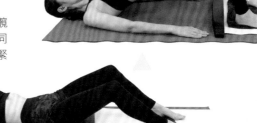

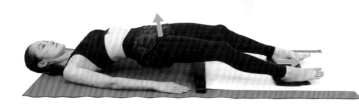

25. 滑步器仰臥腿彎舉2

【目　　的】　強化膕旁肌群。

【起始姿勢】　採髖關節、膝關節屈曲的仰臥姿勢。

【方　　法】　足跟置於容易滑動的滑步器或毛巾上。抬起單側下肢的狀態下，透過對側髖關節的伸展運動向上抬起臀部。足跟滑動的同時膝關節屈曲，做出單腳橋式姿勢。腹部繃緊並維持脊柱位於正中位置。

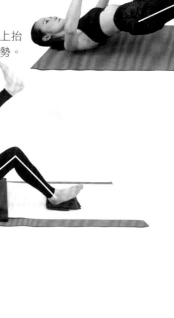

２６．滑步器後伸、弓箭步

【目　　的】 伸展髖關節屈肌群。在軀幹穩定的狀態下伸展髖關節。

【起始姿勢】 採站姿，手扶牆壁或扶手等。

【方　　法】 足部置於容易滑動的滑步器或毛巾上。腹部繃緊並維持脊柱位於正中位置。保持腰椎不前凸的狀態下，慢慢伸展髖關節將足部向後拉伸。這個方法也可以活用在後弓箭步運動操上。

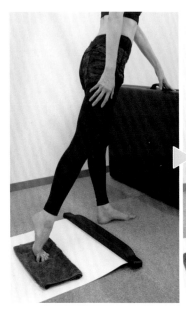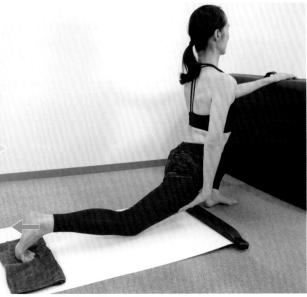

6. 矯正動作模式運動操 （矯正性訓練）

針對局部疼痛部位進行治療，雖然能夠暫時改善症狀，但不徹底解決引發疼痛的異常動作模式，不久之後老毛病依舊會再度復發。治療內容除了改善症狀外，還必須矯正日常生活或體育活動中頻繁出現的異常動作模式，並且透過反覆練習讓身體能在潛意識下操作正確動作模式。

Evan Osar將肌肉分類為弱化肌肉和代償肌肉的組合，**表1** 為各組合所引起的姿勢與運動障礙。用於治療的組合式運動操旨在防止運動中產生代償作用，活躍受到抑制的肌肉，讓身體再次學習正確的運動模式。

運動操內容的擬定是基於患者的全身評估結果，需要治療師的靈活變通與指導能力。因此運動操並非固定不變，而是依據治療師的衡量隨時進行調整。

本章節列舉的範例主要是針對日常生活與體育活動中一些基本動作（深蹲、弓箭步、行走、跳躍、上肢提起動作等）所進行的矯正運動操。

矯正動作模式運動操（矯正性訓練）

> **共通點**

- 矯正患者日常生活或體育活動中有異常現象的動作模式。
- 不操作會誘發疼痛的運動操。
- 於增加腹內壓的腹部繃緊狀態下做操。
- 做操時隨時意識目的肌肉的收縮。
- 反覆練習正確的動作模式。
- 出現以下徵兆時，立即休息或降低運動等級。
  - 1.無法順利控制呼吸。
  - 2.產生代償作用，無法做出正確動作模式。
- 比起強化肌力，強化正確動作模式更重要（訓練大腦比訓練肌肉更重要）。
- 不用做到完美，以比現在好一些為目標即可。

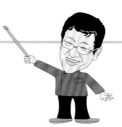

表 1 **弱化肌肉與代償肌肉，各組合引起的姿勢與運動障礙**

部位	弱化肌肉	代償肌肉	各組合引起的姿勢與運動障礙
肩關節	肩胛下肌	大圓肌 闊背肌	肱骨頭前向滑動 盂肱關節分離運動能力變差
	棘上肌	三角肌	肱骨頭向上滑動
	前鋸肌 斜方肌上束纖維 斜方肌下束纖維	菱形肌 提肩胛肌 胸大肌	肩胛骨下旋 頸部側彎至弱化肌肉側
髖關節	腰大肌、腰小肌	針對髖關節：股直肌、闊筋膜張肌	針對髖關節： 股骨頭前向滑動
		針對軀幹、脊柱：豎脊肌、腹斜肌	針對軀幹、脊柱： 軀幹整體僵硬、胸腰椎結合部過度伸展
	臀大肌	膕旁肌群 梨狀肌、腰部豎脊肌	股骨頭前向滑動 腰椎過度伸展（豎脊肌占優勢時） 或骨盆前傾（膕旁肌群占優勢時）
	臀中肌、臀小肌	闊筋膜張肌 股直肌、腰方肌	骨盆傾斜（特倫伯氏徵象陽性側比較高） 脊柱弧度（特倫伯氏徵象陽性側的弧度消失）
呼吸與 軀幹的 穩定性	橫膈膜	斜角肌、胸鎖乳突肌 胸小肌	呼吸次數增加、肺尖部呼吸 呼吸輔助肌肥大，頸部、軀幹、脊柱僵硬 頭頸部向前突出
	腹橫肌	腹斜肌、豎脊肌	軀幹和脊柱整體僵硬
	骨盆底肌	梨狀肌、閉孔外肌、股四頭肌	臀部收縮力下降 大腿－髖臼解離

翻譯引用自 Evan Osar; Corrective Exercise Solution, Lotus Publishing Chichester England, 2012, p.58

1. 矯正伴隨軀幹屈曲出現的頭部前傾姿勢

【異常動作模式】 進行腹肌運動、彎腰敬禮、高爾夫球揮桿中的軀幹屈曲運動時，多數人常出現下額向前突出的動作，一旦這個動作模式變成習慣，枕下肌群容易因為過度緊繃而施加壓力於頸椎上。

【評估結果】 **姿勢評估**：頭部前傾姿勢、胸椎後凸、肩外展。
　　　　　　 運動模式測試：頸部屈曲測試、軀幹屈曲測試出現頸椎屈曲角度不足、下顎前突現象
　　　　　　 肌肉長度測試：枕下肌群、胸鎖乳突肌過度緊繃。

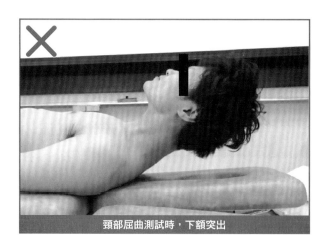

頸部屈曲測試時，下額突出

---

①收下巴的頸部屈曲運動（仰臥姿勢）

【起始姿勢】 採髖關節和膝關節屈曲的仰臥姿勢。

【方　　法】 雙手貼於膝上，抬起上半身。隨時留意下顎不可向前突出。先於下顎下方擺放毛巾或小氣球進行收下巴運動，維持這個姿勢的同時抬起頭部（ⓐ）。

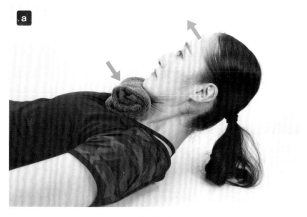

仰臥姿勢

②坐姿、站姿下矯正頭部前傾姿勢

【**起始姿勢**】背部貼牆坐在椅子上或背部貼牆站立。

【**方　　法**】背部朝向牆壁，頭枕部和肩胛骨貼牆，上半身
挺直。同仰臥姿勢下的運動操，想像擠雙下巴
般進行點頭運動。
做操時輕輕將頭枕部壓向牆壁，盡量避免胸鎖
乳突肌緊繃。
注意頭枕部不可離開牆面（**b**）。

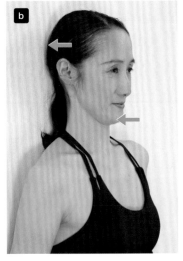

坐姿、站姿

③牆壁前進行髖關節鉸鏈動作

【**起始姿勢**】採站姿，胸椎部位和薦骨呈一直線。
單手握拳置於下顎下方，對收下巴運動施以阻力，促使頸部深屈肌群進行等長收縮運
動。另外一隻手置於腰椎部位，隨時監測以避免腰椎移動。

【**方　　法**】於站姿下矯正頭部前傾姿勢，維持上述姿勢的同時，進行髖關節屈曲運動，以臀部頂
到牆壁為限。起初站得距離牆壁近一點，待動作熟悉後慢慢向前移動，拉大離牆距
離。
隨時留意臀大肌的收縮，也就是要讓臀部收縮變硬。上半身向前傾倒時，臀大肌進行
離心收縮運動；上半身向上提起時，進行向心收縮運動。

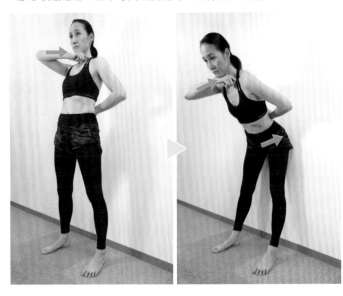

2· 矯正伴隨肩關節外展·外轉出現的頭部前傾姿勢

【異常動作模式】　肩關節運動時，下顎連帶向前突出，進而施加壓力於頸椎上。頭部前傾姿勢易造成枕下肌群、提肩胛肌和斜方肌上束纖維緊繃，也會妨礙肩胛骨活動。例如使用手機時頭部前傾姿勢、進行胸大肌重訓（蝴蝶訓練機等）時伴隨肩關節外展·外轉動作而來的頭部前傾姿勢、棒球揮棒準備動作時的下顎突出等等。

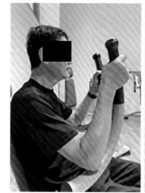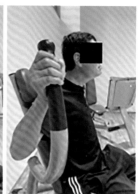

【評估結果】　姿勢評估：頭部前傾姿勢、胸椎後凸、肩外展。

運動模式測試：頸部屈曲測試、軀幹屈曲測試時出現頸椎屈曲角度不足、下顎前突現象。

肌肉長度測試：枕下肌群、胸鎖乳突肌過度緊繃，斜方肌上束纖維、胸大肌、胸小肌、闊背肌過度緊繃。

---

①蝴蝶操（仰臥姿勢）

【起始姿勢】　採下肢屈曲的仰臥姿勢。

【方　　法】　於下顎下方擺放毛巾或小氣球，隨時留意維持收下巴姿勢。
從肩關節內收姿勢開始，如同將手背、前臂貼於地面般進行外展·外轉運動以張開兩側上肢。讓兩側肩胛骨盡量互相靠近。也可以活用瑜珈柱，加大肩關節外展角度。

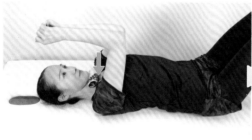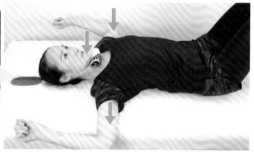

---

②蝴蝶操（站姿）

【起始姿勢】　站在牆壁前，頭枕部、胸椎、薦骨貼牆（保持腰椎位於正中位置）。

【方　　法】　於下顎下方擺放毛巾或小氣球，隨時留意維持收下巴姿勢。從肩關節內收姿勢開始，如同將手背、前臂貼於牆壁般進行外展·外轉運動以張開兩側上肢。
讓兩側肩胛骨盡量互相靠近。

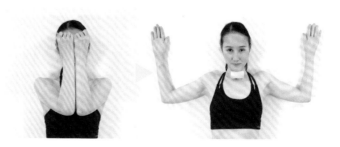

3 · 矯正行走時的頭部前傾姿勢

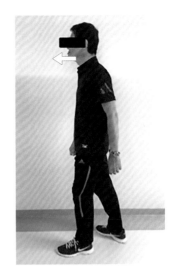

【異常動作模式】 一旦養成以頭部前傾姿勢或駝背姿勢走路的習慣，不僅步態不穩，還會隨著年齡增長引起不可逆的脊柱變形。

【評估結果】 **姿勢評估**：頭部前傾姿勢、胸椎後凸、肩外展。
運動模式測試：頸部屈曲測試、軀幹屈曲測試時出現頸椎屈曲角度不足、下顎前突現象。肩外展測試時，斜方肌上束纖維過度活躍。
肌肉長度測試：枕下肌群、胸鎖乳突肌、斜方肌上束纖維、胸大肌、胸小肌、闊背肌過度緊繃。

①兩側肩關節外展、外轉姿勢行走

【起始姿勢】 採站姿，棍棒置於頭部後方以保持肩關節外展・外轉姿勢。

【方　　法】 藉由維持肩關節外展・外轉姿勢，擴展胸口並伸展胸椎。取棍棒置於枕部以矯正頭部前傾姿勢。這時候記得收下巴（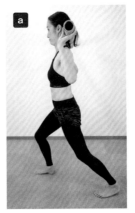），避免下顎上揚。
家裡若沒有棍棒，可如 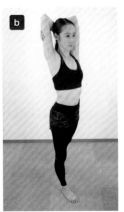 所示，肩關節外展・外轉，然後將交握的雙臂壓向頭枕部，保持頭部位於正確位置並向前走。

矯正行走時的頭部前傾姿勢
做操時記得收下巴，避免下顎上揚。

②兩側肩關節外展、外轉姿勢弓箭步

【起始姿勢】 採站姿，棍棒置於頭部後方以保持肩關節外展・外轉姿勢。

【方　　法】 藉由維持肩關節外展・外轉姿勢，擴展胸口並伸展胸椎。取棍棒置於枕部以矯正頭部前傾姿勢。這時候記得收下巴（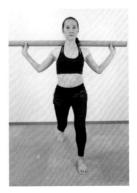），避免下顎上揚。保持頭部位於正確位置並做出弓箭步姿勢。

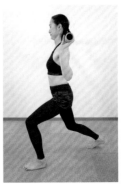

4. 矯正肩關節屈曲時腰椎前凸所產生的代償作用

【異常動作模式】 胸椎後凸或肩外展的患者多半有肩關節屈曲活動
範圍受限的情況。因此在肩關節屈曲最大角度時
容易出現腰椎前凸的代償動作。排球的扣球和發
球中常需要肩關節屈曲動作，這些動作出現的頻
率愈高，愈容易有腰椎承受前凸壓力造成小面關
節炎、椎弓解離症、滑脫症的風險。

【評估結果】 **姿勢評估**：頭部前傾姿勢、胸椎後凸、肩外展
運動模式測試：深蹲測試、下肢伸展測試時，豎脊肌
過度活躍。
肌肉長度測試：枕下肌群、胸鎖乳突肌、斜方肌上束
纖維、胸大肌、胸小肌、闊背肌、豎脊肌、髂腰肌過
度緊繃。

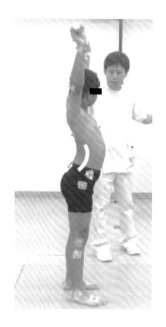

①仰臥姿勢、站姿下的腹部繃緊與上肢上提

【起始姿勢】 採仰臥姿勢、站姿。

【方　　法】 先於仰臥姿勢下做操（**a**），動作熟練後再採站姿做操（**b**）。
頭枕部、胸椎、薦骨貼地或牆壁呈一直線，矯正身體骨骼排列。將手置於腰椎部位以
監測腰椎動作，隨時注意肩關節屈曲時，腰椎不可隨意移動。除此之外，下顎下方擺
放毛巾或小氣球，隨時維持收下巴姿勢以避免頸椎伸展。控制肩關節屈曲時腰椎不移
動，然後慢慢加大活動範圍。左右兩側操作同樣步驟。

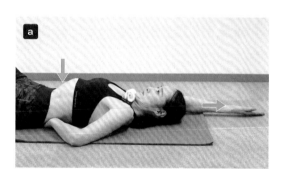

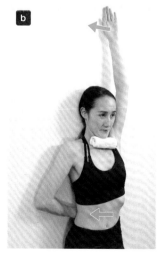

5. 矯正肩關節外展時引起的過度肩胛骨上提

【異常動作模式】 肩關節外展時，因斜方肌上束纖維過於活躍而導致肩胛骨過度上提，這同時也是引起肩膀僵硬和頸部疼痛的原因。

【評估結果】 **姿勢評估**：肩胛骨上提、肩外展、肱骨頭前移、肱骨內轉。
運動模式測試：肩外展測試中肩外展小於60度且肩胛骨上提。
肌肉長度測試：斜方肌上束纖維、提肩胛肌、斜角肌、胸鎖乳突肌、胸大肌、胸小肌、肩胛下肌過度緊繃。

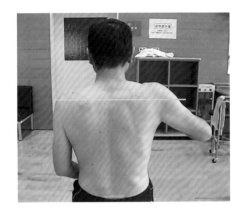

①固定肩胛骨，進行肩關節外展運動（60度以內）

【起始姿勢】 採坐姿。

【方　　法】 將非運動側的手置於運動側的肩峰上，固定並避免肩胛骨上提。
在肩關節外展60度的姿勢下反覆進行肩關節外展－內收運動。
抑制斜方肌上束纖維，有意識地收縮三角肌。

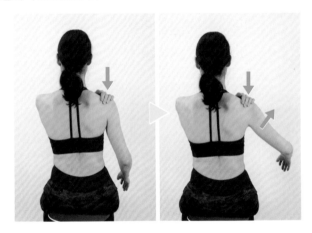

②固定肩關節的肩胛骨下壓運動（肩關節外展60度以內）

【起始姿勢】 採坐姿。

【方　　法】 肩關節外展60度的姿勢下，將手置於健身球上。維持肩關節外展角度不變，進行斜方肌下束纖維的等長收縮運動以下壓、下旋肩胛骨。

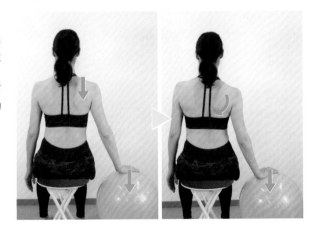

6. 矯正俯臥姿勢下髖關節伸展運動中肌肉的活躍順序

【異常動作模式】 俯臥姿勢下進行髖關節伸展運動，正常情況下的肌肉活躍順序應由膕旁肌群開始，然後依序是臀大肌、髖關節伸展對側的豎脊肌、同側的豎脊肌。但異常動作模式中則是豎脊肌優先於臀大肌，因此需要進行矯正肌肉活躍順序的運動操。

【評估結果】 **姿勢評估**：腰椎過度前凸、髖關節屈曲。
運動模式測試：髖關節伸展測試中，豎脊肌過度活躍造成腰椎前凸（**a**）。膕旁肌過度活躍造成膝關節屈曲（**b**）。深蹲測試中腰椎過度前凸。
肌肉長度測試：豎脊肌、髂腰肌、膕旁肌群過度緊繃。

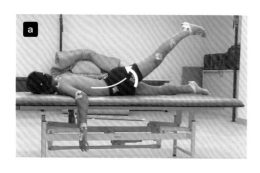
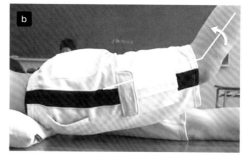

①髖關節伸展運動再教育

【起始姿勢】 採俯臥姿勢。
髖關節伸展活動範圍若受到限制，於腹部下方擺放毛巾或枕頭以調節髖關節角度。

【方　　法】 1） 為了讓患者感覺到臀大肌的位置，治療師用手指刺激患者的臀大肌。指導患者繃緊臀部，感覺臀大肌收縮的感覺（**a**）。
2） 透過輕度屈曲膝關節以收縮膕旁肌群（**b**）。
3） 感覺臀大肌收縮，稍微抬舉大腿進行髖關節伸展運動（**c**）。注意不要引起腰椎前凸現象。

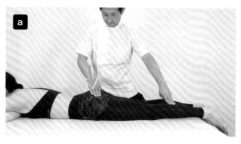
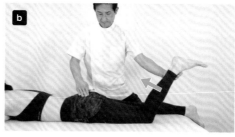
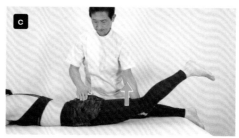

7. 矯正髖關節屈曲時的腰椎屈曲

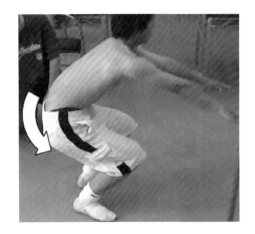

【異常動作模式】 脊柱動作比髖關節動作柔軟時，代表脊柱產生代償作用以取代髖關節動作。當腰椎屈曲代替髖關節屈曲動作時，屈曲壓力施加於腰椎上。

【評估結果】 **姿勢評估**：腰椎前凸減少、骨盆後傾、凹背姿勢
運動模式測試：深蹲測試中腰椎前凸弧度變小、骨盆後傾。
肌肉長度測試：腹肌上段、胸腰部豎脊肌、梨狀肌、膕旁肌群過度緊繃。

①脊柱與髖關節的分離運動（深蹲、弓箭步）

【起始姿勢】 採站姿。雙手握舉棍棒，頭枕部、胸椎、薦骨呈一直線。

【方　　法】 維持頭枕部、胸椎、薦骨的位置呈一直線，然後進行深蹲（**a**）。
同樣在維持一直線狀態下進行弓箭步（**b**）。

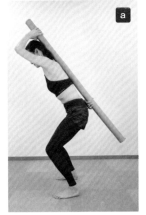
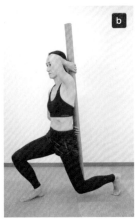

②脊柱和髖關節的分離運動（螃蟹走）

【起始姿勢】 採站姿。雙手握舉棍棒，頭枕部、胸椎、薦骨呈一直線。

【方　　法】 維持頭枕部、胸椎、薦骨的位置呈一直線，然後朝側邊橫向移動。將彈力帶套在膝蓋上方以增加負荷。

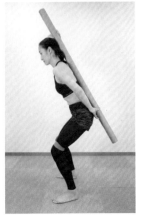
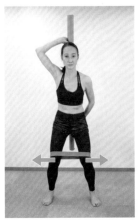

8. 矯正髖關節伸展時的腰椎伸展・旋轉

【異常動作模式】　脊柱動作比髖關節動作柔軟時，代表脊柱產生代償作用以取代髖關節動作。當腰椎伸展代替髖關節伸展動作時，伸展壓力施加於腰椎上。當髖關節伸展引起過度旋轉時，旋轉壓力施加於腰椎上。

【評估結果】**姿勢評估**：腰椎過度前凸、骨盆前傾、髖關節屈曲

運動模式測試：髖關節伸展測試時，豎脊肌過度活躍引起腰椎前凸。髖關節伸展時，引起腰椎旋轉。深蹲測試時腰椎過度前凸。

肌肉長度測試：豎脊肌、髂腰肌、闊筋膜張肌、股直肌過度緊繃。

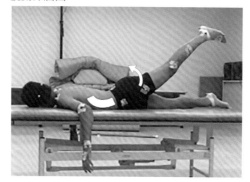

---

①活用棍棒的四足跪姿 　　　　　　　　　矯正伴隨髖關節伸展運動的腰椎伸展

【起始姿勢】　採肩關節、髖關節屈曲90度的四足跪姿。為了讓患者感受反饋，將棍棒置於患者背部，使頭枕部－胸椎－薦骨呈一直線。

【方　　法】　從四足跪姿伸展單側髖關節。
　　　　　　　藉由棍棒提醒患者不可產生腰椎前凸現象。

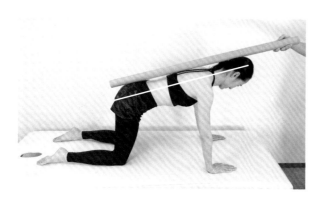

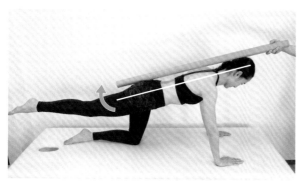

②使用棍棒的橋式

【起始姿勢】 採兩側下肢屈曲的仰臥姿勢。手持棍棒置於左右側髂前上棘的位置，監測骨盆是否傾斜。

【方　　法】 像是用兩側足跟支撐體重般抬起臀部。將注意力擺在臀大肌，以足底推壓地面，利用股四頭肌的力量進一步伸展膝關節並交互抑制膕旁肌群。抬起臀部至大腿與軀幹呈一直線並收緊臀部。維持腰椎位於正中位置，以避免腰椎前凸。抬起臀部時，隨時留意棍棒是否維持水平。可以使用同樣步驟進行單腳橋式。

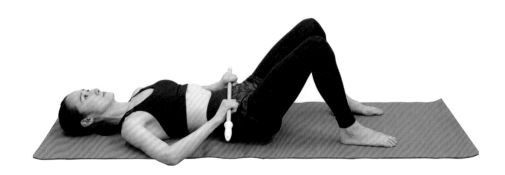

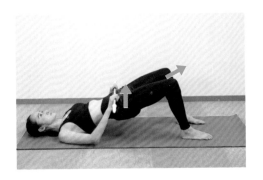

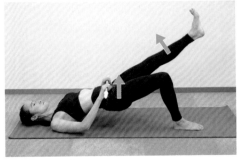

9. 矯正髖關節外展、外轉時的腰椎旋轉與側屈

【異常動作模式】 脊柱動作比髖關節動作柔軟時，代表脊柱產生代償作用以取代髖關節動作。髖關節外展和外轉時引起骨盆旋轉。另外，髖關節外展時，因腰椎側屈而使骨盆靠近胸廓。

【評估結果】 **姿勢評估**：骨盆左右側有高低差，非對稱的豎脊肌隆起。
運動模式測試：髖關節外展測試時髖關節屈曲、骨盆旋轉、單側骨盆上提。單腳站立測試時骨盆傾斜、旋轉。
肌肉長度測試：腰方肌、梨狀肌、闊筋膜張肌過度緊繃。

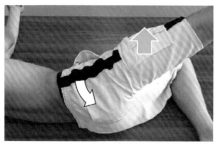 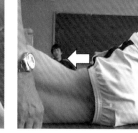

腰椎旋轉　　　　　　　　　　　　　　　腰椎側屈（髖關節提升）

---

①貝殼運動操（仰臥姿勢）　　　　　　　　矯正伴隨髖關節外展、外轉運動的腰椎旋轉

【起始姿勢】 採兩側髖關節、膝關節屈曲的仰臥姿勢。
手持棍棒置於髂前上棘的位置，監測骨盆是否傾斜。

【方　　法】 單側髖關節進行外展・外轉運動。保持置於兩側髂前上棘位置的棍棒呈水平，控制骨盆不旋轉。

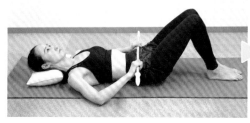 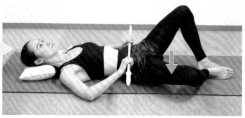

---

②貝殼運動操（側臥姿勢）　　　　　　　　矯正伴隨髖關節外展、外轉運動的腰椎旋轉

【起始姿勢】 採兩側髖關節、膝關節屈曲的側臥姿勢。手持棍棒置於兩側髂前上棘的位置，監測骨盆是否傾斜。

【方　　法】 上方髖關節進行外展・外轉運動。保持置於兩側髂前上棘位置的棍棒呈水平，控制骨盆不旋轉。

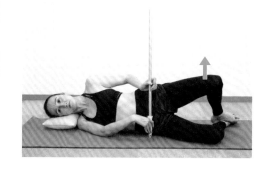

③貝殼運動操（站姿）

矯正伴隨髖關節外展、外轉運動的腰椎旋轉

【起始姿勢】 採兩側髖關節、膝關節屈曲
的站姿。手持棍棒置於髂前
上棘的位置，監測骨盆是否
傾斜。

【方　　法】 單側髖關節進行外展・外轉
運動。保持置於兩側髂前上
棘位置的棍棒呈水平，控制
骨盆不旋轉。

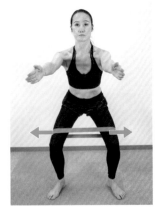
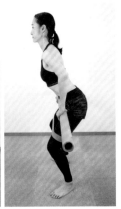

---

④活用棍棒螃蟹走

矯正伴隨髖關節外展、外轉運動的腰椎側屈與旋轉

【起始姿勢】 採站姿，兩側髖關節、膝關節輕度屈曲，腳趾稍微朝向外側。
手持棍棒置於髂前上棘的位置，監測骨盆是否傾斜。

【方　　法】 單側髖關節外展・外轉並朝側邊橫向移動。保持置於兩側髂前上棘位置的棍棒呈水
平，控制骨盆不旋轉、不傾斜。使用彈力帶增加運動阻力，有助於確認移動方向。

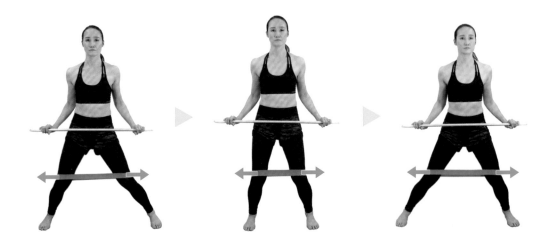

---

⑤活用牆壁與棍棒的髖關節外展運動

矯正伴隨髖關節外展運動的腰椎側屈與旋轉

【起始姿勢】 側臥於牆壁前面，頭枕部、肩胛
骨、薦骨、足跟貼牆。
手持棍棒置於髂前上棘的位置，
監測骨盆是否傾斜。

【方　　法】 髖關節稍微外轉，足跟推牆並進
行髖關節外展運動。
保持置於兩側髂前上棘位置的棍
棒呈水平，避免上方骨盆向上提
舉，也避免腰椎側屈。

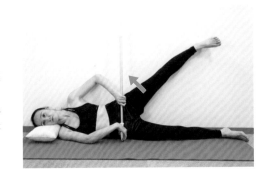

１０． 矯正深蹲與弓箭步時的 knee in toe out

【異常動作模式】 髖關節的內收・內轉肌群占優勢的情況下，從椅子上站起來、弓箭步、上下樓梯、跳躍等動作中比較容易出現 knee in toe out 現象。

在這樣的狀態下，負重會造成壓力施加於膝關節和踝關節上。

【評估結果】 **姿勢評估**：骨盆前傾、髖關節屈曲、膝關節外翻、足部旋後。

運動模式測試：深蹲測試時出現 knee in toe out 現象。髖關節外展測試時髖關節屈曲、外展活動範圍受到限制。

肌肉長度測試：豎脊肌、髖關節內收肌群、闊筋膜張肌、外側膕旁肌群、腓腸肌過度緊繃。

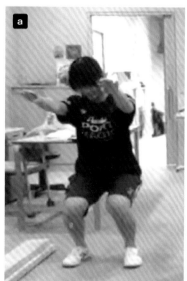
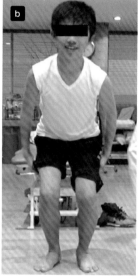

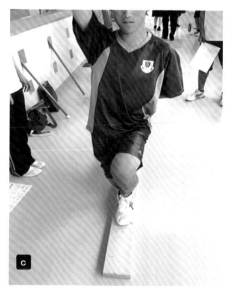

深蹲或弓箭步時出現 knee in toe out 異常模式
a **b**：深蹲測試時出現 knee in toe out 現象
c：弓箭步動作中出現 knee in toe out 現象

①活用彈力帶的橋式

【起始姿勢】 採仰臥姿勢。
【方　　法】 為了感覺髖關節的運動方向，將彈力帶套在大腿部位，針對髖關節外展和外轉運動施
以阻力。動作時用力外展·外轉髖關節，並且進行髖關節伸展運動（ⓐ）。
改變彈力帶的位置或活用表面不穩定的器材、健身球等提升做操難度（ⓑ）。

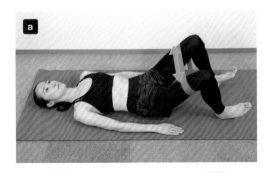

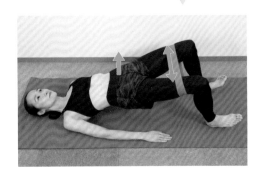

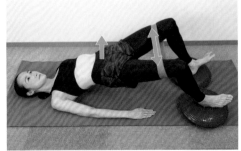

使用健身球（圓盤形）

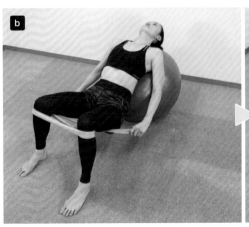

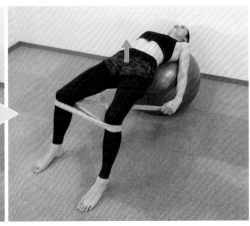

②活用彈力帶的深蹲

【起始姿勢】 採站姿。

【方　　法】 為了感覺髖關節的運動方向，將彈力帶
套在大腿部位，針對髖關節的外展和外
轉運動施以阻力。動作時用力外展 · 外
轉髖關節，並且進行深蹲動作。

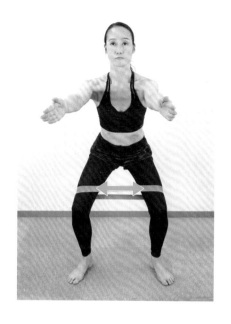

③活用彈力帶的弓箭步

【起始姿勢】 採站姿。

【方　　法】 為了感覺髖關節的運動方向，將彈力帶套在大腿部位，針對髖關節的外展和外轉運動
施以阻力。動作時用力外展 · 外轉髖關節，於髖關節沒有內收 · 內轉的情況下練習
弓箭步。留意大腿長軸中心線朝向足部第2趾的方向（ⓐ）。
用表面不穩定的器材或軟墊等提升做操難度（ⓑ）。

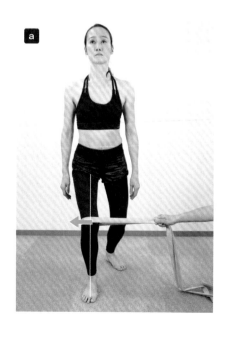

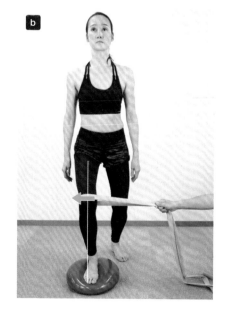

【異常動作模式】 相對於脛骨，股骨過度內轉・內收，或者相對於股骨，脛骨過度外轉的情況下，膝關節外翻時會伴隨脛骨外轉現象，也就是會呈現膝外翻的骨骼排列現象，以及過度使用膝關節時會造成髂脛束摩擦症候群或髕骨周邊疼痛。

【評估結果】 **姿勢評估**：骨盆前傾、髖關節屈曲、膝關節外翻、足部旋後。

運動模式測試：深蹲測試中出現knee in toe out現象。髖關節外展測試中髖關節屈曲、外展活動範圍受到限制。

肌肉長度測試：豎脊肌、髖關節內收肌群、闊筋膜張肌、外側膕旁肌群、腓腸肌過度緊繃。

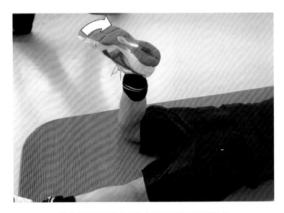

伴隨膝關節屈曲出現的小腿過度外轉異常模式

---

①小腿中位的膝關節屈曲

【**起始姿勢**】 採俯臥姿勢。

【**方　　法**】 兩側足部內側貼合，矯正小腿外轉姿勢。維持這個狀態並慢慢進行膝關節屈曲運動。做操時隨時留意雙側膝蓋不可以張開。

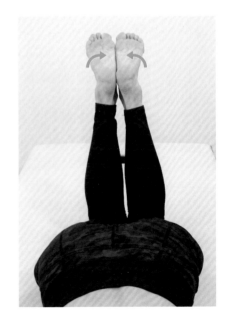

12. 將下肢伸肌群占優勢矯正為屈肌群占優勢

【異常動作模式】 多數有跳躍膝問題的患者，下肢伸肌群通常比屈肌群占優勢，因此容易有過度使用下肢伸肌群的
　　　　　　　　傾向。透過活化屈肌群占優勢的運動模式以進行矯正。

【評估結果】**姿勢評估**：骨盆位置高（相對於上半身，下半身的長度比較長）、骨盆後傾、踝關節蹠屈。
　　　　　　運動模式測試：深蹲動作中骨盆後傾、踝關節背屈角度不足。髖關節伸展測試中腰椎前凸、髖關節伸
　　　　　　展活動範圍受限。髖關節外展測試中髖關節屈曲、腰椎側屈、髖關節外展活動範圍受限。
　　　　　　肌肉長度測試：豎脊肌、髂腰肌、闊筋膜張肌、髖關節內收肌群、股直肌、腓腸肌過度緊繃。

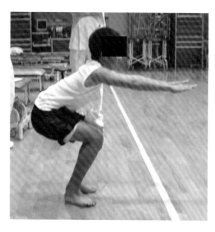

常見於跳躍膝患者身上的異常深蹲模式

深蹲測試中有骨盆後傾、踝關節背屈角度不足等現
象。股直肌、小腿三頭肌等伸肌群過度活躍。小學5
年級學生（足球隊）

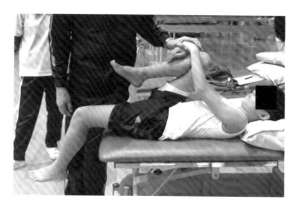

肌肉長度測試中髂腰肌、股直肌過度緊繃。小學5年級學生（足球隊）

---

① 骨盆前傾單車機

【起始姿勢】 以骨盆前傾姿勢坐在單車機
　　　　　　上。
【方　　法】 以骨盆後傾姿勢踩單車機踏
　　　　　　板，主要會使用股四頭肌和小
　　　　　　腿三頭肌等下肢伸肌群（**a**）。
　　　　　　以骨盆前傾姿勢踩單車機踏
　　　　　　板，則是髂腰肌、膕旁肌群、
　　　　　　脛前肌等肌肉占優勢（**b**）。

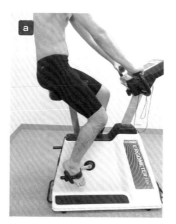
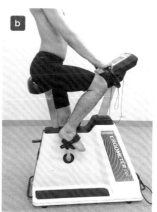

骨盆後傾姿勢：股四頭肌、小腿三頭肌　　　骨盆前傾姿勢：髂腰肌、膕旁肌群、脛前
　　　　　　（伸肌群模式）　　　　　　　　　　　　　　肌（屈肌群模式）

② 屈曲跳躍（往上跳）

【起始姿勢】 採站姿。

【方　　法】 以腳趾蹬地垂直跳躍的話，下肢伸肌群占優勢。另一方面，如同跳躍至檯子上先收膝，也就是髖關節屈曲、膝關節屈曲、踝關節背屈後再跳躍，則是屈肌群占優勢。指導患者著地時脊柱和小腿呈平行（檯子過高會造成姿勢不正確）。學會正確姿勢後，可進階活用欄架進行連續跳躍。

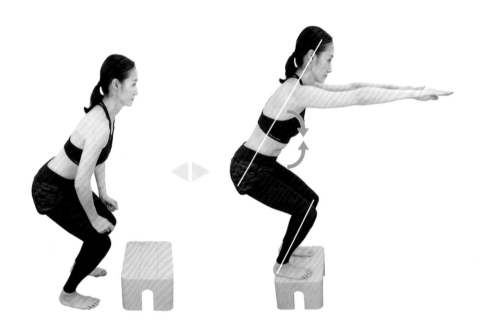

③綠鬣蜥爬行（嬰兒爬行運動）

【起始姿勢】 採俯臥姿勢。

【方　　法】 如嬰兒般盡量以低姿態向前爬行。上下肢屈曲、外展、外轉的同時向前移動（**a**）。透過活躍屈曲、外展、外轉肌群以抑制伸展、內收、內轉肌群。髖關節活動範圍受到限制的情況下，可於腹部下方擺放滑板，幫助身體方便移動（**b**）。

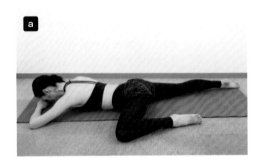

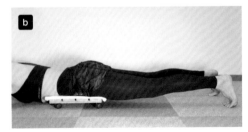

7. 自我管理法（重置運動操）

　　腰痛、髖關節痛、膝關節痛等運動障礙症候群多半是生活習慣造成累積負荷性傷害所致，雖然透過治療能夠暫時緩解症狀，但不徹底改善生活習慣的話，症狀依舊會反覆復發。另一方面，即便姿勢再正確，若長時間維持相同姿勢，容易造成物理性壓力持續施加於特定組織上，進而造成損傷。為了預防再復發，治療師務必指導患者進行自我管理法。

　　本章節將為各位介紹簡單的姿勢矯正法，以及針對施加於關節的物理性壓力，進行消除重置自我牽引法等範例。

自我管理法（重置運動操）

共通點

- 即便姿勢再正確，長時間維持相同姿勢也會誘發疼痛，必須指導患者進行避免長時間維持相同姿勢的重置運動操。
- 每隔30～60分鐘改變一次姿勢。
- 透過暫時性消除施加於關節上的負荷，有助於減輕關節構造承受的物理性壓力並改善關節內的體液循環。
- 矯正姿勢、關節牽引、分離後復位都可能誘發疼痛，做操時務必緩慢且謹慎。
- 做操過程中保持正常呼吸，不憋氣。
- 不操作會誘發疼痛的運動操。

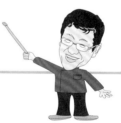

1. 矯正頭部前傾姿勢（牆壁）

【目　　的】適時修正頭部前傾姿勢。處理電腦等文書作業時，長時間持續頭部前傾姿勢容易引起
肩膀僵硬和頭痛等症狀。指導患者於工作之餘適時操作運動操以矯正不良姿勢。

【起始姿勢】於站姿或坐在無椅背的椅子上做操。

【方　　法】頭枕部－胸椎－薦骨貼牆。肩胛骨內收，耳孔對齊肩關節中央位置以擴展胸廓。收下
巴並保持這個姿勢以避免移位。做操時隨時留意頸椎前凸，腰椎前凸且維持在正中位
置。

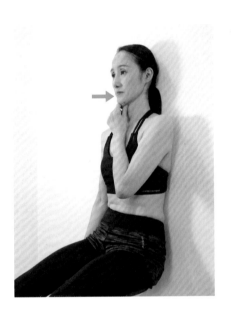
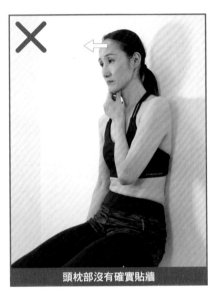

頭枕部沒有確實貼牆

2. 矯正頭部前傾姿勢（毛巾）

【目　　的】適時修正頭部前傾姿勢。改善頸椎前凸
減少（頸椎過直）的現象。

【起始姿勢】坐在椅子上做操。

【方　　法】淺坐於椅子上，骨盆保持直立。毛巾置
於頸椎上，用雙手抓住毛巾兩端。向前
拉動毛巾並收下巴，維持頸椎前凸曲
線。

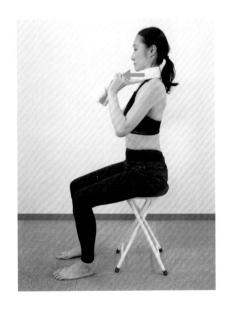

3. 波爾格坐姿矯正法（Brugger Relief Position）

【目　　的】 適時修正頭部前傾姿勢、胸椎後凸、骨盆後傾。指導患者於工作之餘適時操作運動操以矯正不良姿勢。

【起始姿勢】 淺坐於椅子上做操。

【方　　法】 淺坐於椅子上。
如圖所示，將頭擺在正確位置上。收下巴使耳孔對齊肩關節中央位置。
髖關節稍微張開，腳趾尖微微朝向外側。手掌朝向前方，使手臂有向外張開的感覺。胸骨盡量向前方突出，讓頭部、肩膀、髖關節呈一直線。維持這個姿勢，放鬆肩膀和雙腳，並且緩慢呼吸，吸吐約5～6次。在這段期間內，雖然要留意維持姿勢，但也要盡量放鬆身體。

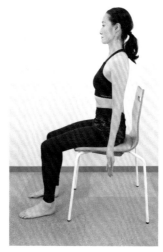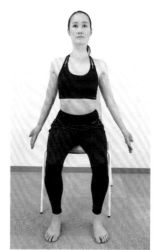

4. McGill的手臂高舉過頭拉伸運動

【目　　的】 釋放因長時間久坐而施加於椎間盤上的壓力。

【起始姿勢】 採站姿。

【方　　法】 採站立姿勢，如同擺出萬歲姿勢般將雙手高舉過頭。
好比推壓天花板一樣，將雙手再進一步朝上伸展。
深呼吸。
伸展腰椎。

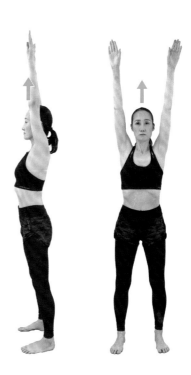

5. Myers的肩胛骨前傾重置

【目　　的】適時修正肩胛骨前傾姿勢。胸小肌、胸大肌的過度緊繃和短縮導致肩胛骨向前傾斜。

【起始姿勢】採站姿。

【方　　法】採耳孔－肩關節－髖關節呈一直線的站姿，雙手交握於身後，伸展背部並向下拉伸。肩胛骨進行下壓、後傾、內收運動。注意腹部不要向前突出。

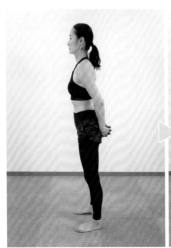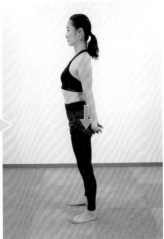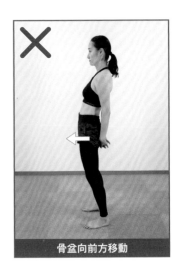

骨盆向前方移動

6. Mulligan的下段胸椎・腰椎自我牽引

【目　　的】釋放施加於中段・下段胸椎・腰椎上的重力壓力。

【起始姿勢】採頭部－肩膀－髖關節呈一直線的站姿，並且站在兩把椅子中間，或者站在堅固的桌子前面。

【方　　法】兩側手肘伸直，由椅子或桌子支撐身體重量。放鬆雙膝力量且稍微向前方彎曲。兩側肩胛骨上提，放鬆身體力量如吊掛般。每隔1～2小時操作3次，每次維持20～30秒

　　　　　　註：恢復起始姿勢時務必緩慢且謹慎，讓身體重量慢慢恢復至雙腳上。站起身時也務必留意脊柱不可彎曲。

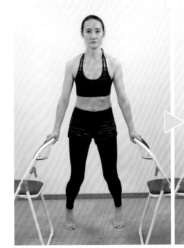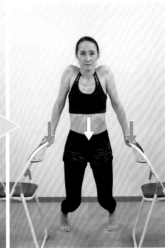

7. 盂肱關節的長軸方向牽引

【目　　的】 適時修正肱骨頭上移、釋放關節面的壓力、改善關節內體液的循環。

【起始姿勢】 採仰臥姿勢、坐姿。

【方　　法】 雙手交握抱住大腿。利用自己的下肢重量進行牽引。恢復起始姿勢時容易誘發疼痛，務必多加留意慢慢復位。

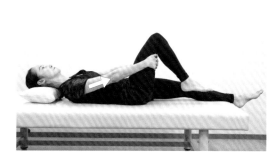
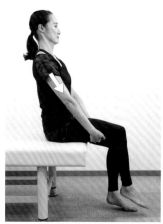

8. 活用椅子之盂肱關節的長軸方向牽引

【目　　的】 適時修正肱骨頭上移、釋放關節面的壓力、改善關節內體液的循環。

【起始姿勢】 橫向坐在椅子上。

【方　　法】 橫向坐在高椅背的椅子上，為了避免造成疼痛，於腋下和椅背之間擺放枕頭或毛巾。
一隻手抓握肱骨外髁 · 內髁部位，規律振動的同時也進行牽引運動（ⓐ）。可以活用輕一點的負重沙袋或寶特瓶（ⓑ）。
最後加入軸旋轉運動。恢復起始姿勢時容易誘發疼痛，務必多加留意慢慢復位。

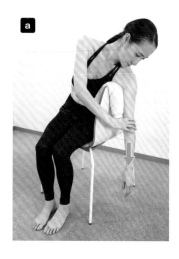
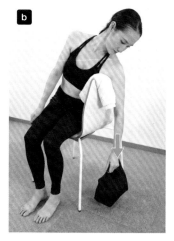

9. 盂肱關節分離

【目 的】 盂肱關節分離，改善關節內的體液循環。

【起始姿勢】 採治療側朝上的側臥姿勢。

【方 法】 將毛巾捲起來置於肱骨中間部位最靠近關節的地方。肩胛骨進行下壓運動。用另外一隻手握住手肘並輕輕朝地面方向施壓。
以毛巾作為槓桿支點，讓關節面分離。恢復起始姿勢時容易誘發疼痛，務必多加留意慢慢復位。

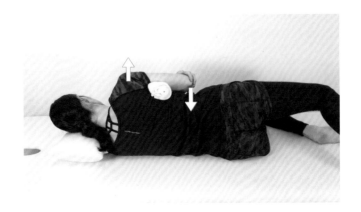

10. 髖關節的長軸方向牽引

【目 的】 髖關節的長軸方向牽引，改善關節內的體液循環。

【起始姿勢】 單腳站在有扶手的階梯，或單腳站在檯子上扶著牆壁或扶手。治療側的腳懸在空中。

【方 法】 放鬆下肢力量，利用自身體重進行牽引。
也可以加入小幅度擺盪運動。

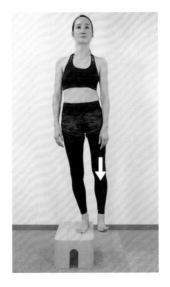 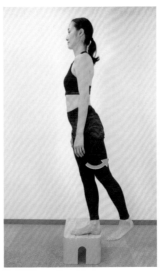 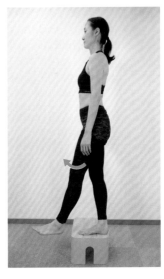

11. 髖關節分離

【目　　的】 髖關節分離，改善關節內的體液循環。

【起始姿勢】 採治療側朝上的側臥姿勢，下側的下肢屈曲以穩定身體。

【方　　法】 毛巾捲起來置於肱骨中間部位最靠近關節的地方。放鬆下肢力量。利用下肢重量，並以毛巾作為槓桿支點，讓關節面分離。恢復起始姿勢時容易誘發疼痛，務必多加留意慢慢復位。

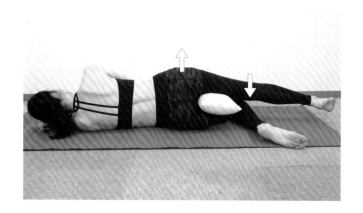

12. 膝關節分離

【目　　的】 膝關節分離，改善關節內的體液循環。

【起始姿勢】 為了不讓足部著地，坐在一把比較高的椅子或深坐在床上。於大腿遠端部位的下方擺放毛巾。

【方　　法】 放鬆下肢力量，利用自身體重進行牽引。也可以加入小幅度擺盪運動。

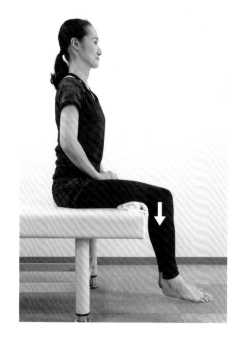

１３．Mulligan的拳牽引

【目　　的】 對屈曲活動範圍的中段至最大角度之
間會產生疼痛的患者非常有效。
下段頸椎小面關節分離。

【起始姿勢】 採坐姿。

【方　　法】 患者將拳頭置於下顎下方，另外一隻
手置於頭枕部並慢慢將頭部朝前下方
輕壓，一次維持10秒，共進行3次。

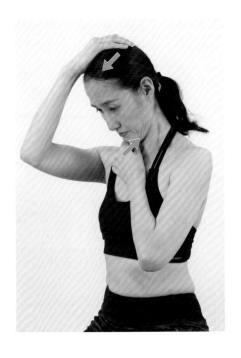

１４．托腮牽引

【目　　的】 移除頭部重量，重置施加於頸椎上的
物理性壓力。

【起始姿勢】 坐在桌子前面。

【方　　法】 兩側手肘擺在桌上，並用雙手支撐頭
部做出托腮動作。以雙手確實撐住下
顎讓頭部放鬆。
藉由上半身慢慢向前傾斜以牽引頸
椎。維持頸椎位於正中位置。

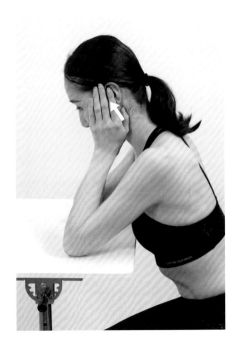

参考文獻

第 1 章

1) McGill S.; Low Back Disorders Evidence-Based Prevention and Rehabilitation third Edition, Human Kinetics, 2016

2) Page P. 他（小倉秀子監訳），ヤンダアプローチ　マッスルインバランスに対する評価と治療、三輪書店、2013

3) Cantu R. I. et al; Myofascial Manipulation Theory and Clinical Application Second Edition, AN ASPEN PUBLCATION, 2001.

4) Cook G.（中丸宏二他監訳）、ムーブメント、NAP、2014

5) Cook G.（石塚利光他訳）；アスレティック　ボディ　イン　バランス、Book House HD, Ltd, Tokyo, 2011.

6) Osar E. ; Corrective Exercise Solutions to Common Hip and Shoulder Dysfunction, Lotus Publishing Chichester, UK. 2014.

7) 荒木　茂：マッスルインバランスの理学療法、運動と医学の出版社、2018

8) Liebenson C et al; Rehabilitation of Spin A Patient-Centered Approach Third Edition, Wolters Kluwer, 2020.

第 2 章

9) Page P. 他（小倉秀子監訳），ヤンダアプローチ　マッスルインバランスに対する評価と治療、三輪書店、2013

10) ケンダル・他（柏森良二監訳）；筋・機能とテスト－姿勢と痛み－（第 4 版），西村書店、2006.

11) Sahrmann S.A.（竹井　仁・他監訳)；運動機能障害症候群のマネジメント，医歯薬出版. 2005

12) Sahrmann S.A. 他（竹井　仁・他監訳）；続運動機能障害症候群のマネジメント、医歯薬出版、2013.

13) Cook G.（中丸宏二他監訳）、ムーブメント、NAP、2014

参考文献

14) Liebenson C et al; Rehabilitation of Spin A Patient-Centered Approach Third Edition, Wolters Kluwer, 2020.

15) 荒木　茂：マッスルインバランスの理学療法、運動と医学の出版社、2018

16) Osar E.; Corrective Exercise Solutions to Common Hip and Shoulder Dysfunction, Lotus Publishing Chichester, UK. 2014.

17) Key J.; Back Pain A movement problem, Churchill Livingstone, 2010.

第 3 章

18) Page P. 他（小倉秀子監訳），ヤンダアプローチ　マッスルインバランスに対する評価と治療、三輪書店、2013

19) 荒木　茂：マッスルインバランスの理学療法、運動と医学の出版社、2018.

20) 荒木　茂他：DVDマッスルンバランスの考え方による腰痛症の評価と治療（全 4 巻）、ジャパンライム、2011

21) 荒木　茂：理学療法士列伝「マッスルンバランスの考え方による腰痛症の評価と治療」、三輪書店、2012.

22) Osar E.; Corrective Exercise Solutions to Common Hip and Shoulder Dysfunction, Lotus Publishing Chichester, UK. 2014.

23) Liebenson C; Functional Training Hand Book, Wolters Kluwer Health, 2014

24) Boyel M.: New Functional Training for Sports second edition, Human Kinetics, 2016

25) 小田伸午；スポーツ選手なら知っておきたい「からだ」のこと、大修館書店、2005.

26) Gibbons J.; Muscle Energy Techniques A Practical Guide for Physical Therapists, Lotus Publishing Chichester, England, 2013

27) McGill S.; Low Back Disorders Evidence-Based Prevention and Rehabilitation third Edition, Human Kinetics, 2016

28) 山田　知生：スタンフォード式疲れない体、サンマーク出版、2018

29) Richardson C et al（斎藤　昭彦訳）；脊椎の分節的安定性のための運動療法、エンタプライズ、2002

30) 森本　貴義他；勝者の呼吸法、ワニブックス、2016

31) 森本　貴義；新しいストレッチの教科書、ワニブックス、2019

32) Mulligan. B. R.（藤縄　理他監訳）:マリガンのマニュアルセラピー（原著第5版),協同医書, 2007

33) Klein-Vogelbach S.(野澤絵奈訳)；　クラインホーゲルバッハのリハビリテーション　機能的運動療法　基礎編、丸善出版, 2006.

34) Klein-Vogelbach S.(野澤絵奈訳)；　クラインホーゲルバッハのリハビリテーション　機能的運動療法　ボールエクササイズ編、丸善出版,2006,

35) 中野　ジェームス　修一：青学駅伝チームのコアトレーニング＆ストレッチ、徳間書店、2015

36) Goldenberg L. at al（中村　千秋監訳）；ストレングスボールトレーニング、医道の日本社、2003

37) Cressey E. 他(谷　佳織監訳)；DVD　Assess & Correct－パフォーマンス向上のための評価と矯正エクササイズ、ジャパンライム、2011

38) 小田　伸午；DVD　走りの進化論、ジャパンライム、2012

39) 鈴木　俊明他：体幹と骨盤の評価と運動療法、運動と医学の出版社、2018

40) Key J.; Back Pain A movement problem,Churchill Livingstone, 2010.

41) Kubalek-Schröder S.; Funktionsabhangige Beschwerdebilder des Bewegungssystems, Springer, 2003.

42) Brügger A; Lehrbuch der fnktionellen Störungen des Bewegungssystens, Brügger- Verlag, Zollikon, 2000.

43) Hertling D et al; Management of Common Musculoskeletal Disorders Physical Therapy Principles and Methods Fourth Edition, Lippincott Williams & Wilkins, 2006

44) Mulligan. B. R.（藤縄　理他監訳）:マリガンのマニュアルセラピー(原著第5版),協同医書, 2007

45) Myers T.W.（板場　英行他訳）；アナトミートレイン―徒手運動療法のための筋筋膜経線第3版、医学書院、2015.

マッスルインバランス改善の為の機能的運動療法ガイドブック
Copyright © 2020 Araki Shigeru
Original Japanese edition published by Publisher of Motion and Medical Co.,Ltd.
Complex Chinese translation rights arranged with Publisher of Motion and Medical Co.,Ltd., Japan
through LEE's Literary Agency, Taiwan
Complex Chinese translation rights © 2022 by Maple Leaves Publishing Co., Ltd.

肌肉失衡的功能性運動療法指南

出　　　版／楓葉社文化事業有限公司
地　　　址／新北市板橋區信義路163巷3號10樓
郵 政 劃 撥／19907596　楓書坊文化出版社
網　　　址／www.maplebook.com.tw
電　　　話／02-2957-6096
傳　　　真／02-2957-6435
作　　　者／荒木茂
翻　　　譯／龔亭芬
責 任 編 輯／王綺
內 文 排 版／謝政龍
港 澳 經 銷／泛華發行代理有限公司
定　　　價／850元
出 版 日 期／2022年10月

國家圖書館出版品預行編目資料

肌肉失衡的功能性運動療法指南 / 荒木
茂作；龔亭芬譯. -- 初版. -- 新北市：楓
葉社文化事業有限公司, 2022.10
　面；　　公分

ISBN 978-986-370-461-4（平裝）

1. 肌肉疾病　2. 運動療法

416.64　　　　　　　　111012301